L'USAGE
DES EAUX DE BAREGES
ET
DU MERCURE,
POUR LES ECROUELLES:
OU
DISSERTATION
SUR LES
TUMEURS SCROPHULEUSES,

Qui a remporté un Prix à l'Académie Royale de Chirurgie, en 1752. par Mr Bordeu le fils

Gratulor Baïs nostris, si quidem salubres factæ sunt.
Cicer. Epist. Famil. lib. IX.

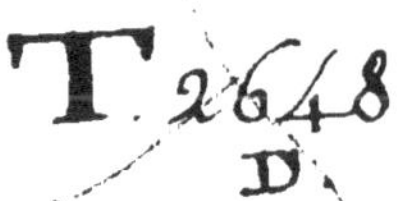

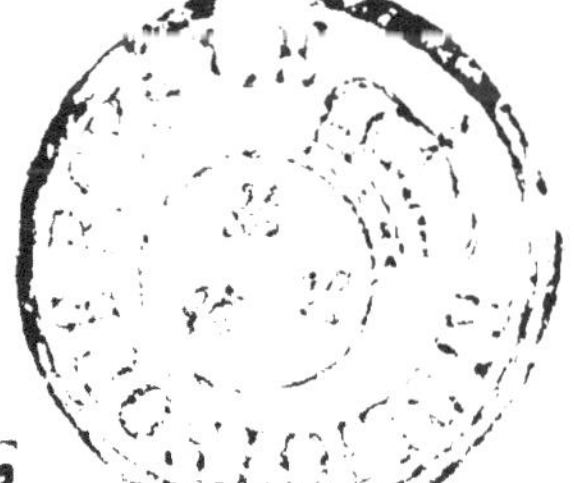

A PARIS,
Chez DEBURE l'aîné, Quai des Augustins, à l'Image S. Paul.

M. DCC. LVII.

Avec Approbation & Privilége du Roi.

A MONSIEUR

ANTOINE DE BORDEU,

ECUYER, MEDECIN,

CONSEILLER DU ROI,

INTENDANT ET DIRECTEUR

DES EAUX MINERALES

DE BAREGES,

MEDECIN

DE L'HOPITAL MILITAIRE

DU MESME LIEU,

ANCIEN MEDECIN

DE LA VILLE DE PAU EN BEARN,

Docteur de la Faculté de Montpellier.

AVIS
DE L'EDITEUR.

CET Ouvrage eſt dédié à un des plus anciens Médecins du Royaume : il n'y en a point qui ſoit plus à portée que lui de connoître les Eaux de *Bareges*, & les autres Eaux des Pyrenées, qu'il emploie avec des ſuccès journaliers depuis plus de quarante ans.

Il y a long-tems qu'il envoie annuellement au Miniſtre de la Guerre & à M. le premier Médecin du Roi, un Journal raiſonné des maladies traitées aux Eaux du *Bigorre* & du *Bearn* : ces Journaux forment un recueil précieux de plus de mille Obſervations ſur toutes ſortes de maladies.

La Source de *Bareges* eſt une des principales ſources médicinales de l'Europe : elle a de tout tems fait l'objet de l'attention du Miniſtere ; le Roi a établi un Hôpital à portée de cette Source.

Monſeigneur le Marquis de Paulmy, qui s'eſt tranſporté ſur les lieux, a bientôt apperçû les abus qui pouvoient s'être glissés dans l'administration de l'Hôpital, & même dans celle des Eaux ; il y a apporté des secours efficaces.

C'est aux vûes & aux lumieres supérieures de ce sage Ministre, qu'est dûe la création de la place de Médecin de l'Hôpital militaire de *Bareges*, qui a été faite pour celui qui en remplit les fonctions depuis quelques années.

M. de Senac, Premier Médecin du Roi & Surintendant de toutes les Eaux minérales du Royaume, a présenté au Roi le Médecin de l'Hôpital militaire, pour être fait Intendant & Directeur des Eaux minérales & des Bains.

Le choix réflechi d'un grand Ministre, & la bienveillance décidée de M. le Premier Médecin, ont réuni deux places différentes sur une même personne ; cette faveur a assuré au Médecin de l'Hôpital militaire devenu Directeur des Eaux, une protection spéciale de la part de M. d'Etigni, Intendant de la Généralité d'Auch, qui connoît mieux que personne l'importance de la manutention de l'Hôpital & des Eaux de *Bareges*.

Les habitans de la vallée de *Bareges* ont bientôt pressenti le bien qui résulteroit pour leurs Eaux minérales de l'exécution des ordres du Roi & de ses Ministres: ils ont applaudi à des Etablissemens utiles à leur Patrie ; ils ont vû avec plaisir des distinctions qui rejaillissoient sur la Médecine. Cette Profession n'a point perdu son antique lustre ; elle n'a jamais été dégradée chez des Peuples heureux, où les Loix ont toute leur vigueur, où l'on vit à l'abri des opinions singulieres, que l'amour des nouveautés, le luxe, l'abus des sciences & des arts font naître.

Il y a plusieurs siécles que les Eaux minérales du *Bigorre* font un des principaux objets de l'attention de NOSSEIGNEURS DES ÉTATS GÉNÉRAUX de la Province : la Culture des terres, le Commerce des bleds & des vins y sont moins importans que l'exploitation des Eaux minérales.

Tous les droits de l'Hospitalité en faveur des Etrangers y sont aussi sacrés pour la Noblesse que pour le Peuple : les deux Etats y partagent également les égards dûs à tous les Sujets du Roi, & principalement à MM. les Militaires, qui viennent y chercher la santé.

Les grands Chemins dont la magnificence & la commodité surpassent celles des Romains, y sont entretenus avec soin : les denrées y abondent ; en un mot tout ce qui a trait à l'exploitation des Eaux minérales dans la Province du *Bigorre*, tout ce que le Roi ordonne pour cet objet, y est révéré & accueilli avec un applaudissement général : les arrangemens faits par Monseigneur le Marquis de Paulmy ont été de ce nombre.

Cela ne pouvoit être autrement ; rien n'a échappé à l'amour de l'humanité qui a guidé le Ministre : les distinctions dûes à un Prêtre respectable, chargé des secours spirituels ; l'établissement d'un Commissaire choisi, préposé pour la police des Cazernes du Roi & pour d'autres objets ; les moyens nécessaires pour procurer la nourriture aux Soldats, tout s'y trouve, tout y est dans l'ordre.

Outre les conseils du Médecin, auquel la Pharmacie est subordonnée, comme dans tout autre Hôpital militaire, les malades atteints des maladies qui ont besoin du secours de la main, y sont soignés par un Chirurgien vigilant, adroit, très-expérimenté, fort connu par le grand nombre d'Opérations qu'il a faites ; il occupe la place de Chirurgien Major de l'Hôpital (*) : il partage avec

(*) M. Duco. Il a été nommé Chirurgien Major de l'Hôpital quelque tems après la création de la place de Médecin.

le Médecin de cet Hôpital l'honneur d'être au service de MM. les Militaires ; il jouit, comme il convient, de toutes les prérogatives de sa place : il ne refuse pas ses soins pour les maladies chirurgicales dont se trouvent attaqués ceux qui ne sont ni Officiers ni Soldats.

Les arrangemens pour l'usage & l'administration des bains , douches & tout ce qui s'ensuit, étoient une des choses des plus nécessaires dans un lieu où il y a toujours beaucoup de malades : cette partie du service est confiée à un certain nombre de Baigneurs & de Baigneuses fort experts.

M. le Premier Médecin du Roi choisit & nomme ces Baigneurs chaque année, à la présentation du Médecin Intendant des Eaux : celui-ci, qui répond en quelque maniere de la conduite des Baigneurs, a sur eux, comme serviteurs des bains, un pouvoir soutenu & borné par l'autorité de M. l'Intendant de la Généralité, qui maintient les droits respectifs des différens Officiers de l'Hôpital, de ceux des Bains & de ceux du lieu de *Bareges*, espece de Bourg où il y a un Consul de la Vallée aussi chargé de ses fonctions particulieres.

Ainsi les heures des Bains sont données par le Médecin des Eaux : il donne ſes ordres aux Baigneurs ; il eſt chargé d'empêcher qu'ils ne s'écartent du devoir où ils ſont de ſervir les malades, dans tout ce qui a du rapport aux Eaux : c'eſt ce qui eſt d'autant plus néceſſaire, qu'on a vû ces Baigneurs mettre des impôts ſur les preneurs d'Eau, tandis qu'il ne leur eſt dû qu'une rétribution honnête, ſuivant la taxe qui en a été faite par M. l'Intendant de la Généralité.

On a vû ces mêmes Baigneurs vendre des drogues, tromper le public : on les a vûs s'ingérer à faire la Chirurgie, à nétoyer & viſiter des playes, à penſer des ulcères, doucher des tumeurs, appliquer des cornets ou ventouſes, à faire des ſaignées ; & cela ſous prétexte qu'ils voyoient toute ſorte de maladies depuis long-tems, qu'ils avoient l'uſage des Eaux, qu'ils ſe dirigeoientt ſuivant les regles de la bonne pratique : comme ſi pour faire la Chirurgie ou pour être Chirurgien, il ne falloit pas être inſtruit des regles de l'art. C'eſt ainſi que pour être Médecin, il ne ſuffit pas de dire qu'on a vû des malades, qu'on a beaucoup d'expérience, & de faire par rapport à la Médecine les mêmes raiſonnemens que les Baigneurs de *Bareges* faiſoient par rapport à la Chirurgie. Toutes les ſciences, tous les arts ont leurs principes, leurs regles, leurs prérogatives & leurs bornes : mais les Etrangers n'ont rien à craindre à *Bareges* des exactions & des monopoles des Baigneurs ; ils ſont contenus dans leurs offices inférieurs.

Au reſte il y a une loi inviolable à *Bareges*, & qu'il eſt bon que tout le monde ſache ; c'eſt que MM. les Militaires ont toute ſorte de préférence pour les bains & autres choſes : les heures des bains des Soldats ſont marquées, perſonne ne peut en diſpoſer ; les Officiers choiſiſſent ſuivant leur rang, & de l'avis du Médecin.

Ce détail étoit néceſſaire pour ceux qui imaginent qu'on manque de tout à *Bareges*, & qu'on y eſt à la merci de toute ſorte de gens ; le fait eſt qu'on y trouve au moins autant de ſecours en tout genre que par-tout ailleurs.

Diſons quelque choſe de cette Diſſertation. L'Auteur n'en ſeroit pas connu, ſi l'Académie Royale de Chirurgie ne lui avoit fait l'honneur de le nommer dans les Journaux, en lui décernant un prix.

Le Jugement, d'un Corps eſt toujours reſpectable ; perſonne n'appellera ſur un fait de chirurgie de la déciſion du Corps des Chirurgiens de Paris, qui eſt ſans contredit le plus fameux, comme il eſt le plus nombreux de l'Europe : on a donc laiſſé cette Diſſertation telle qu'elle étoit lorſque l'Académie l'a couronnée.

On la fait imprimer à part, parce que tout le monde, ſur-tout dans le pays que cette Diſſertation regarde particulierement, n'eſt point à portée de ſe procurer les Mémoires de l'Académie de Chirurgie.

On y combat deux préjugés qui ſe ſont malheureuſement gliſſés dans la Médecine & dans la Chirurgie ; le premier, que le Mercure ne convient pas pour les Écrouelles ni pour les tumeurs ſcrophuleuſes ; le ſecond, que les Eaux minérales, telles que celles de *Bareges*, ſont nuiſibles à cette maladie, & à ſes ſymptômes extérieurs.

Ce n'eſt point à Paris que ces préjugés ont pris juſqu'à un certain point : les Médecins & les Chirurgiens de cette Ville ſuivent avec trop de ſoin les progrès de l'art de guérir, pour ne pas profiter de toutes les nouvelles découvertes ; mais les préjugés exercent principalement leur tyrannie dans des pays où les Médecins & les Chirurgiens ſont, pour ainſi dire, livrés à eux-mêmes & à leurs idées.

Qu'un Professeur, par exemple, d'une ville de Province ait enseigné dans sa jeunesse un dogme particulier, il est à craindre que l'âge ne lui fournisse de nouvelles raisons pour persister dans ses opinions quelles qu'elles soient.

Quoi, vous ne vous êtes jamais transporté à *Bareges*: vous ne connoissez les Eaux de ce lieu que de nom; & lorsque d'honnêtes gens, des gens dont les lumieres ne sont pas douteuses, vous disent que les Eaux alliées avec le Mercure conviennent quelquefois aux Ecrouelles, vous en doutez! Eh sur quoi donc peuvent être fondés ces doutes?

Vous prétendez que les Eaux de *Bareges* échauffent: on vous déclare, 1°. que ces Eaux ne produisent aucun effet sensible, aucune sorte de chaleur dans la plûpart des sujets; 2°. qu'il y a des maladies dans lesquelles le mouvement, comme fiévreux, donné au sang par l'activité des Eaux, est le signe évident d'un effort victorieux de la nature & du reméde: d'ailleurs il y a à *Bareges* des sources beaucoup moins chaudes, beaucoup moins chargées de minéraux les unes que les autres.

On vous annonce que le Médecin de *Bareges* a en main plusieurs Consultations, dans lesquelles vous défendiez telle ou telle source, la boisson des Eaux ou autre chose. Qu'est-il arrivé? c'est qu'on n'a pas suivi votre avis : les malades ont fait précisément le contraire de ce que vous conseilliez ; ils n'ont point été échauffés, ils sont guéris, ou ils ont été fort soulagés.

Enfin, comme cet Ouvrage regarde particulierement les Eaux de *Bareges* & leur alliage avec le Mercure, Monsieur de Bordeu Médecin, & M. Duco Chirurgien pourront, s'il le faut, le soutenir, chacun pour sa partie, par un grand nombre d'Observations.

FIN.

TABLE

Des articles contenus dans cet Ouvrage.

TABLE.

Fin de la Table.

J'Ai lû par ordre de Monſeigneur le Chancelier un Manuſcrit qui a pour titre, *Diſſertation ſur les tumeurs ſcrophuleuſes, qui a remporté un prix*, &c. & je n'y ai rien trouvé qui puiſſe en empêcher l'impreſſion. A Paris, le 12 Mars 1756. LAVIROTTE.

PRIVILEGE DU ROI.

LOUIS, par la grace de Dieu, Roi de France & de Navarre : A nos amés & féaux Conſeillers, les Gens tenans notre Cour de Parlement, Maîtres des Requêtes ordinaires de notre Hôtel, Grand-Conſeil, Prévôt de Paris, Baillifs, Sénéchaux, leurs Lieutenans-Civils & autres nos Juſticiers qu'il appartiendra, SALUT. Notre amé M*** Nous a fait expoſer qu'il déſireroit faire imprimer & donner au public les Ouvrages qui ont pour titre : *Recherches ſur le pouls, Diſſertation ſur les Ecrouelles*, s'il Nous plaiſoit lui accorder nos Lettres de privilege pour ce néceſſaires. A CES CAUSES, voulant favorablement traiter l'Expoſant, Nous lui avons permis & permettons par ces Présentes, de faire imprimer lesdits Ouvrages autant de fois que bon lui semblera, & de les faire vendre & débiter par tout notre Royaume pendant le tems de six années consécutives, à compter du jour de la date des Présentes : Faisons défenses à tous Imprimeurs, Libraires & autres personnes de quelque qualité & condition qu'elles soient, d'en introduire d'impression étrangere dans aucun lieu de notre obéissance : comme aussi d'imprimer, ou faire imprimer, vendre faire vendre, débiter ni contrefaire lesdits Ouvrages, ni d'en faire aucun extrait sous quelque prétexte que ce puisse être, sans la permission expresse & par écrit dudit Exposant ou de ceux qui auront droit de lui, à peine de confiscation des Exemplaires contrefaits, de trois mille livres d'amende contre chacun des Contrevenans, dont un tiers à Nous, un tiers à l'Hôtel-de-Dieu de Paris, & l'autre tiers audit Exposant ou à celui qui aura droit de lui, & de tous dépens, dommages & intérêts; à la charge que ces Présentes seront enrégistrées tout au long sur le Régistre de la Communauté des Imprimeurs & Libraires de Paris dans trois mois de la date d'icelles, que l'impression desdits Ouvrages sera faite dans notre Royaume & non ailleurs, en bon papier & beaux caractères, conformément à la feuille imprimée attachée pour modele sous le contre-scel des Présentes; que l'Impétrant se conformera en tout aux Réglemens de la Librairie, & notamment à celui du 10 Avril 1725; qu'avant de l'exposer en vente, les Manuscrits qui auront servi de copie à l'impression desdits Ouvrages, seront remis dans le même état où l'approbation y aura été donnée, ès mains de notre très-cher & féal Chevalier Chancelier de France le Sieur de Lamoignon, & qu'il en sera ensuite remis deux Exemplaires de chacun dans notre Bibliothéque publique, un dans celle de notre Château du Louvre, & un dans celle de notre très-cher & féal Chevalier Chancelier de France le sieur de Lamoignon, le tout à peine de nullité des Présentes. Du contenu desquelles vous mandons & enjoignons de faire jouir ledit Exposant & ses ayant causes pleinement & paisiblement, sans souffrir qu'il leur soit fait aucun trouble ou empêchement. Voulons que la copie des Présentes, qui sera imprimée tout au long au commencement ou à la fin desdits Ouvrages, soit tenue pour dûement signifiée, & qu'aux

copies collationnées par l'un de nos amés & féaux Conseillers-Sécretaires, foi soit ajoutée comme à l'original. Commandons au premier notre Huissier ou Sergent sur ce requis, de faire pour l'exécution d'icelles tous actes requis & nécessaires, sans demander autre permission, & nonobstant clameur de Haro, Charte Normande & Lettres à ce contraires: Car tel est notre plaisir. Donné à Versailles le
l'an de grace mil sept cens cinquante-sept, & de notre Regne le quarante-deuxieme. Par le Roi en son Conseil.

LE BEGUE.

Régistré sur le Régistre XIV. de la Chambre Royale des Libraires & Imprimeurs de Paris, N°. . fol. .conformément aux anciens Réglemens, confirmés par celui du 28 Février 1723. A Paris ce 1757.

P. G. LE MERCIER, *Syndic.*

Fautes à corriger.

PAge 3. *lig.* 12. génies, ſinguliers, *liſez* génies ſinguliers.

P. 11. *lig.* 4. ces ſymptômes, *liſez* les ſymptômes.

P. 20. *lig.* 21. moins liées, *liſez* mieux liées.

P. 72. *lig.* 8. pulmoniqne, *liſez* pulmonique.

P. 76. *lig.* 4. Fuchſius, *liſez* Fuſchius.

P. 97. *lig.* 7. les inſterſtices, *liſez* ſes interſtices.

P. 112. *lig.* 4. aveo, *liſez* avec.

P. 123. *lig.* 18. Turpet, *ajoutez* gumm.

Ibid. gumm.| hermodact, *ôtez* gumm.

P. 199. *lig.* 15. ſe fondent, *liſez* ſe ſoudent.

P. 203. *lig.* 13. la primitive, *liſez* la glande primitive.

P. 211. *lig.* 1. & intermédiaires, *liſez* & intermédiaire.

P. 225. *lig.* 11. en œuvre ſous, *liſez* en œuvre, par exemple, ſous.

L'USAGE

L'USAGE DES EAUX DE BAREGES ET DU MERCURE, POUR LES ECROUELLES.

L'ACADEMIE a ſans doute jugé en propoſant un Problême ſur les Ecrouelles, que tout ce qui ſe trouve dans les Auteurs, au ſujet de cette maladie, ne ſauroit ſuffire, lorſqu'on veut procéder avec connoiſſance de cauſe, & d'une maniere avantageuſe pour les malades.

Il paroît qu'il n'y a rien de plus juſte qu'un pareil jugement; peut-on voir en effet ſans étonnement, combien les Auteurs s'accordent peu sur cette matiere ?

Il y en a qui se fixent sur le cours de la Lune pour traiter les Ecrouelles ; d'autres veulent les guérir, en faisant boire le malade dans un crane enterré trois fois, ou bien en lui faisant porter un Lezard, un peu de racine d'Aigremoine ou de celle de Vervene pendue au col ; d'autres enfin en lui faisant toucher les parties malades par le septieme mâle d'une famille ; comme on le trouve dans bien des Auteurs, qui ne sont pas même des plus anciens, tels qu'un *Gruelingius*, un *Mizault* & *Allen* lui-même.

Ces prétentions étonnantes ne sont que le résultat du peu de connoissance que l'on a de la maladie ; elles sont une suite de l'ignorance que la superstition accompagne toujours de près : personne n'ignore combien celle-ci s'est glissée dans le traitement des Ecrouelles.

Il eſt vrai qu'il y a des Médecins qui ſe ſont formé un plan raiſonné ſur cette maladie. *Galien* & ſon Ecole, *Rondelet*, *Baillou*, *Hecquet* & bien d'autres ont propoſé des traitemens méthodiques, qui indiquent au moins que ces grands Hommes ſe mettoient au deſſus des erreurs populaires, ſans ſe livrer au pur Empiriſme.

Il eſt vrai encore qu'il s'eſt trouvé de ces génies, ſinguliers qui n'ont pas fait façon de s'oppoſer aux idées ordinaires. *Potier* a avancé en propres termes, *qu'il ne ſauroit approuver ce que les Médecins diſent de la cauſe & de la génération des Ecrouelles : on attribue*, dit-il, *leur origine à un certain mélange de pituite ; mais ce n'eſt rien dire*, ajoute t-il : *Baillou* rioit de ceux qui *promettent merveilles* au ſujet des Ecrouelles, & il dit que *ce mal ſe moque d'eux ; Lommius* prétend *qu'il eſt très-difficile de guérir toutes ſortes d'Ecrouel-*

les ; & *Rhazès* n'avoit pû s'empêcher de s'écrier avant eux, que *ceux qui ont des Ecrouelles ne vivent pas en assurance.* Qui ne sait que les tumeurs écrouelleuses passent communément pour *l'opprobre de la Chirurgie ?*

Mais quels que soient les embarras que les différentes opinions, & les bévûes même des Auteurs font naître, il ne faut pas se rebuter pour cela ; le Pirronisme seroit encore plus à craindre que l'attachement servile à une méthode particuliere.

Pourquoi douterions-nous de la sincérité de bien des hommes respectables qui ont travaillé sur cette matiere ? Pourquoi ne pas s'en rapporter, par exemple, à *Ruland*, qui assure avoir guéri des Ecrouelles avec son Baume & son Huile de Soufre ; ainsi qu'à *Lotichius* qui en a guéri par le secours des Ventouses, des Pilules céphaliques & des Emplâtres ; de même qu'à *Tragus*, qui en a guéri par la ligature?

Pourquoi ne pas compter ſur ce que *Chauliac*, *Fuſchius*, *Fumanellus*, *Bàillou*, *Etmuller*, & pluſieurs autres aſſurent ſur l'utilité des Purgatifs réiterés dans cette maladie? Il y a des aſſertions de certains Auteurs qui font, pour ainſi dire, une ſorte de loi.

On eſt même obligé de s'en rapporter juſqu'à un certain point à quelques obſervations particulieres & détachées; ainſi on peut aſſurer que *Pline* ou ceux qu'il copioit, avoient quelque raiſon, pour avancer que l'os de la queuë de la Raye eſt bon pour les Ecrouelles; de même qu'*Oribaze* qui recommande la chaux-vive avec le miel, & que *Panarole* qui fait grand cas des feuilles d'aloës pilées & appliquées ſur la partie; ainſi que *Gumanus* qui vante les feuilles de pêcher; enfin comme *Fuller*, qui met la décoction des fleurs de Tuſſilage au rang des Spécifiques pour les Ecrouelles.

Ces obſervations ne doivent certainement pas ſervir de regle générale ; mais elles peuvent trouver leur application dans un ſyſtême complet, tel que celui qu'on veut tâcher de trouver.

Cette découverte ſeroit toute faite, ſi on pouvoit s'en rapporter à des gens que rien n'arrête, & qui avancent ſimplement & avec beaucoup de confiance, comme *Dionis, qu'on guérit les Ecrouelles par un bon régime de vie, & par les remedes tant généraux que particuliers, comme la Panacée, une Opiate fondante, & l'application de l'Emplâtre de Vigo.*

S'il ne falloit que ſuivre cette méthode, le traitement ſeroit aiſé ; mais il y a peu de fond à faire ſur de pareilles promeſſes & ſur ces ſortes de regles générales : on l'éprouve lorſqu'on en vient à leur application. L'Académie l'a très-bien ſenti ; & ſes doutes marquent aſſez ſur quel pied il faut prendre certaines propoſitions hazardées, qui n'en impoſent qu'à ceux qui n'ont aucune ſorte d'expérience.

Il s'agit de profiter des lumieres de ceux qui nous ont précedés, & même de leurs fautes, s'il ſe peut ; il eſt important de joindre nos propres obſervations aux leurs ; c'eſt le moyen de remplir les vûes de l'Académie.

Ainſi mettant à part toutes les ridicules hiſtoires que l'ignorance a répandues ſur le traitement des Ecrouelles, & qui ſont marquées au coin de la ſuperſtition ; profitant des opinions des Médecins Siſtématiques, autant que des reproches que les plus ſéveres Praticiens leur ont fait ; & enfin rappellant les remarques précieuſes des ſages Obſervateurs, ſans montrer trop de conſiance pour ceux qui paſſent trop légérement ſur des matieres fort épineuſes, nous tâcherons d'éclaircir une queſtion auſſi embrouillée par elle-même, que par tout ce qu'on en a dit.

Notre plan eſt ſimple, il eſt pris dans la nature; il ſe réduit à un enchaînement de faits & d'obſervations que l'on éclaircira les uns par les autres; en les liant autant qu'il ſe pourra, de façon que les diſcuſſions purement théoriques ſoient la moindre partie de l'Ouvrage.

PREMIER FAIT.

On regarde ordinairement comme écrouelleux, ceux qui ſont ſujets à des fluxions aux yeux, à des maux aux oreilles; qui ont la lévre ſupérieure gonflée, le nez morveux, rouge & douloureux, les joues élargies, les glandes du col engorgées, & toutes les autres plus ou moins tumefiées, le ventre bouffi, les extrémités amaigries, les os recourbés, &c.

Tous ces ſymptomes venant à ſe développer, les glandes du col ſuppurent, les yeux deviennent chaſſieux & s'éraillent, les lévres ſe jercent, les extrémités des os groſſiſſent; il ſe forme des ulcères aux articulations & ailleurs; la toux & la fiévre ſe mettent de la partie; la maigreur, le maraſme & le devoyement précédent la mort de ceux qui ſuccombent.

Ceux qui réſiſtent, vivent avec des glandes engorgées au col, ſous les aiſſelles & aux aines, avec des ulceres & des caries aux os, avec des toux, des fiévres paſſageres, des indigeſtions plus ou moins fréquentes, & des tumeurs aux viſceres du bas ventre.

Il y a des filles qui guériſſent de toutes leurs infimités lorſque leurs regles paroiſſent, ainſi que des garçons qui deviennent ſujets à quelque évacuation naturelle.

Il y a auſſi des ſujets dans leſquels tous les mauvais ſymptomes ſe diſſipent d'eux-mêmes, ſans nulle ſorte de criſe ou d'évacuation évidente.

Ces accidens arrivent à tout âge, aux enfans à la mamelle, ou lorſqu'ils vivent d'alimens ſolides, & ſoit qu'ils ſoient nés de parens reconnus écrouelleux, des gens du peuple ou des nobles, malades ou ſains, ſoit qu'on les tienne avec ſoin ou qu'on les néglige dans le régime.

Les adultes y ſont ſujets, mais beaucoup moins que les enfans; les habitans des Villes moins que ceux des Villages, ſurtout ceux qui habitent des lieux marécageux, les Montagnes & les bords des Rivieres, & ceux qui ſe nouriſſent mal.

Telle eſt en raccourci l'hiſtoire des Ecrouelles; ceux qui auront quelque expérience reconnoîtront cette maladie à ce tableau: la plûpart des

Auteurs qui en ont fait mention, l'ont décrite à peu près de cette façon.

Mais tous ces ſymptomes dont il eſt queſtion ne ſe trouvent pas toujours à la fois dans le même ſujet : les uns ſont plus évidens que les autres, ſuivant la différence des tempéramens ; les tumeurs aux glandes du col d'où la maladie a tiré ſa dénomination, ſont des ſignes des plus ordinaires : bien des gens paroiſſent s'arrêter à ceux-ci, & ſemblent croire qu'ils caractériſent uniquement la maladie ; on verra dans la ſuite les fondemens de cette opinion.

Nous n'avons beſoin pour le préſent que de faire quelques réflexions ſur la deſcription que nous venons de donner ; elle doit être preferée à toute ſorte de définition : elle nous dirigera dans nos recherches ſur cette maladie bizarre & ſinguliere.

Le premier pas qu'il y ait à faire

est de tâcher de connoître, autant qu'il se pourra, les causes de tous les symptomes des Ecrouelles, & de bien suivre les changemens dans lesquels passent les parties affectées ; c'est le moyen le plus assuré pour parvenir à l'établissement d'un traitement méthodique & heureux.

Les Causes des Ecrouelles.

Ne nous aheurtons pas à courir après les premieres causes, que nous ne connoîtrons vrai-semblablement jamais ; bornons-nous à découvrir par l'analogie, des rapports, dont ceux qui ont l'esprit de l'art, pourront tirer quelque utilité. Il est dit (*dans notre premier Fait*) que les enfans sont plus sujets aux Ecrouelles qui se montrent principalement à la tête, que les adultes ; l'expérience journaliere confirme cette vérité, que *Lommius* a apperçue : car il dit, avec bien d'autres Auteurs, que *les Ecrouelles sont une maladie à laquelle les enfans sont plus sujets que les adultes.*

Il suit de cette remarque, que l'état des liqueurs & des solides dans les enfans est plus susceptible des dispositions écrouelleuses, quelles qu'elles soient, que dans les adultes; & que nous serons en droit d'avancer que les adultes qui sont attaqués des Ecrouelles, ont plus de rapport avec le tempérament des enfans, que ceux qui ne sont pas sujets à cette infirmité.

Mais quel est cet état particulier à la jeunesse, en quoi consiste-t-il? N'entrons pas dans des détails inutiles; laissons parler la Nature, & ceux qui l'ont étudiée avec soin.

SECOND FAIT.

Stahl a fort bien remarqué après quelques Anciens, que les humeurs se portent en plus grande abondance & avec beaucoup plus de force vers la tête, pendant l'enfance, que pendant l'âge viril ; le développement de l'embrion que *Malpighi* a vû commencer par la tête, est une suite de cette *tendance* des liqueurs vers la partie supérieure.

Il ne faut donc pas être surpris que les enfans soient sujets à des maux à la tête, au visage, au col, puisque le torrent du sang y dirige la plus grande partie des sucs excrémentitiels, & doit nécessairement y faire bien des ravages ; ce torrent diminue avec l'âge, il change de direction : ces changemens fournissent la raison que nous cherchions ; il n'est pas question de savoir, comment ils se font, & quel est leur usage ; il suffit qu'ils apprennent pourquoi les glandes du col des enfans s'engorgent plus aisément que celles des adultes.

L'application de cette observation qu'on fera dans la suite, justifiera sa justesse ; elle indique en général, outre ce que nous venons d'en conclure, que les Ecrouelles ſont de ces maladies qui ſuivent quelquefois les mouvemens des humeurs, ou la marche des oſcillations auxquelles les humeurs obéiſſent.

Il y a encore dans les enfans d'autres diſpoſitions particulieres qui les rendent plus ſujets aux tumeurs des glandes, qui ſont un des principaux ſymptomes des Ecrouelles (1er *fait*); les ſolides & les liqueurs ſemblent concourir à favoriſer la formation de ces ſortes de tumeurs: il convient d'examiner cette vérité, & de la mettre dans un plus grand jour.

TROISIEME FAIT.

Toutes les parties de l'embrion paroiſſent être des portions de *pâte*, de *pulpe* ou de *bave* dans leſquelles il eſt impoſſible de diſtinguer des vaiſſeaux; la ſtructure organique ſe développe avec l'âge, plûtot ou plûtard, ſuivant l'uſage des parties: les glandes font celles dans lesquelles ce développement se fait le plus lentement ; elles restent long-temps *molasses* & paroissent sans ressort.

Tout le monde convient de la vérité de cette observation ; les *Malpighiens* & les *Ruischiens* y trouvent leur compte ; ceux qui auroient une autre opinion sur la structure des parties, seroient tout aussi peu embarrassés : il y a des moyens de retourner les observations suivant le sistême qu'on embrasse.

Il paroît qu'en donnant à celui de *Malpighi* & de *Ruisch* l'étendue qui leur convient & en les mariant, si l'on veut, l'un avec l'autre, on peut encore aller plus loin, & prendre chaque partie de l'embrion sur le pied d'une portion de substance *pâteuse* qui se change ensuite en tissu cellulaire, & qui soutient les vaisseaux ou les vésicules qui *germent* dans son intérieur.

Ce ne sera ici, s'il le faut, qu'une

façon d'énoncer ce que l'on apperçoit au premier coup d'œil ; qu'un petit corps qui doit être muſcle, ou glande un jour, ſoit dans l'embrion un morceau de pâte *nourriciere* ou de ſubſtance *muqueuſe*, comme nous le penſons ; une eſpece de matrice propre à donner aux nerſs & aux vaiſſeaux la tournure qui leur convient ; une portion de tiſſu cellulaire, ou bien enſin une grape de véſicules, ou un peloton de vaiſſeaux & de houpes nerveuſes, peu importe pour ce que nous examinons : encore une fois, chacun pourra s'en tenir à l'opinion qui lui paroîtra la plus vrai-ſemblable.

Il eſt toujours évident, que le mouvement eſt très-lent dans un corps auſſi peu élaſtique que les *rudimens* de la glande, s'il eſt permis de s'exprimer ainſi ; celle-ci même formée, reſte *molaſſe*, *pulpeuſe*, & ſujette aux effets des mouvemens ſpontanés que les humeurs peuvent prendre d'elles-mêmes dans sa cavité; la circulation s'y fait avec plus de lenteur que partout ailleurs; les liqueurs y sont sans action, elles y paroissent presque passives & elles ont besoin d'être *excitées* ou *dégourdies*.

On convient avec les *Méchaniciens*, que les vibrations & les oscillations des solides entrent pour beaucoup dans le mouvement, qui fait l'accroissement des glandes & leur nutrition; mais on ne peut s'empêcher de penser avec les *Chimistes*, que les humeurs elles-mêmes ont une sorte de mouvement intestin par lequel elles deviennent plus égales, plus *liantes* & plus *actives*. Ce mouvement se réduit vraisemblablement à un mélange des parties entr'elles & avec les sucs que les vaisseaux sanguins apportent; ces unions *vivifient* les humeurs.

Toutes les parties, & notamment les glandes, ſont donc dans les jeunes ſujets, beaucoup moins élaſtiques que dans les adultes; on peut même conclure de ce que nous venons d'expoſer, que l'action des glandes eſt moindre dans les enfans par rapport à toutes les autres parties, que dans les adultes: en effet, il ne peut y avoir preſque aucun rapport, entre l'action des parties organiques déja formées dans l'enfant, & celle des glandes, qui ne ſont qu'une eſpece de *pâte* qui n'a preſque aucun reſſort; les glandes des adultes ont leur action particuliere, qui contrebalance à certains égards celle des autres organes: ces glandes réſiſtent par leur reſſort; celles des jeunes ſujets n'en ont point, & ne réſiſtent que par leur *molleſſe*: allons plus loin encore.

QUATRIEME FAIT.

La comparaiſon des humeurs des adultes & de celles des enfans, prouve que celles-ci sont moins *élastiques*, & plus *glaireuses*; le poids respectif de ces liqueurs, la différence de leur ténacité, & les changemens par où elles passent lorsqu'on les expose à l'air libre, démontrent ce que nous avançons: les humeurs des enfans auroient trop peu de ressort pour les adultes, & celles des adultes seroient trop *lourdes*, trop *massives*, trop *actives* pour les enfans.

Supposons que la partie rouge du sang soit le résultat de l'union des parties *mucilagineuses* & céreuses jointes au phlogistique; il paroît qu'il y a plus de phlogistique dans le sang des adultes, que dans celui des enfans; il est plus intimément uni, ses parties sont plus rapprochées, elles sont moins liées, & elles s'opposent davantage à la désunion, à laquelle le sang des enfans est plus sujet.

Supposons encore que la bile soit

un *recrement*, dont les parties ſont eſſentielles pour donner aux humeurs la *tournure* qui leur convient: celles des adultes ſont plus bilieuſes que celles des enfans ; elles ont auſſi communément plus de penchant à tomber dans les changemens que ſouffre la bile, tandis que les autres ſont beaucoup plus diſpoſées aux mouvemens ſpontanés, auxquels les ſucs bilieux peuvent réſiſter.

Bien des gens trouveront peut-être à redire aux ſuppoſitions que nous faiſons ici ; mais qu'on les réduiſe à leur juſte valeur : nous ne les donnons que comme un moyen d'expliquer un fait qu'on ne ſauroit déſavouer, c'eſt que les liqueurs des jeunes ſujets ont plus de penchant à devenir *acides* que celles des adultes.

CINQUIEME FAIT.

Il en eſt des liqueurs comme des

parties solides elles-mêmes; chacun peut éprouver que celles-ci, surtout les glandes, les ligamens & les extrémités des os, fournissent dans les jeunes animaux un suc *gelatineux* qui devient beaucoup plûtôt acide que celui que fournissent les vieux: l'acide est moins masqué dans les parties des jeunes animaux; il s'y démontre davantage, & plus long-temps.

On est donc en droit d'avancer que les glandes, les os & les tendons des enfans, livrés à eux-mêmes, & arrosés d'une liqueur qui ne s'oppose pas directement aux mouvemens spontanés, dont ils sont susceptibles, permettent le développement d'un acide plus ou moins *rapproché*, qui peut aisément faire beaucoup de ravages.

Or c'est précisément dans cette disposition des parties que consiste, à notre avis, l'état écrouelleux.

Tout ce que nous avons dit jusqu'ici, & dont chacun peut faire les applications convenables, fournit au moins des présomptions, qui favorisent une opinion que nous ne donnons pas pour nouvelle, & qu'on pourra trouver dans différens Auteurs; ce que nous dirons encore l'établira plus évidemment, & nous mettra à portée de la développer de plus en plus.

En effet, on convient (1er *fait*) que les gens qui habitent les bords des Rivieres & les Montagnes, & qui se nourrissent de mauvais alimens, sont plus sujets aux Ecrouelles que tous les autres; il n'est point d'Auteur qui n'ait fait cette observation: *Dionis* a remarqué de plus, que *de cent Ecrouelleux qui se présentent, les trois quarts sont Paysans*, ce qui est plus vrai en France que dans d'autres pays; il est pourtant assuré, que quoique les habitans des Villes soient sujets à cette maladie, elle doit être regardée comme appartenant plus particulierement aux gens de la Campagne, surtout aux *Montagnards*.

Or l'eau, l'air, & les alimens des Montagnes concourent à disposer la machine aux Ecrouelles, & à leur suite ; elles favorisent l'état des humeurs & des solides dont nous parlions plus haut. (4eme *fait.*)

SIXIEME FAIT.

L'EAU.

Hippocrate a avancé, que les *Eaux de neige & de glace sont toutes très-mauvaises, parce qu'une Eau qui a été gelée, ne recouvre jamais sa premiere qualité ; elle perd*, ajoute-t-il, *en se glaçant, ce qu'elle a de plus clair, de plus léger, & de plus doux.*

Les Eaux de tous les torrens qui se trouvent dans les Montagnes, viennent de certains réservoirs toujours pleins de neige & de glace : elles sont *crues*, *dures* & froides ; chacun

chacun l'éprouve en les buvant; & il eſt aiſé d'appercevoir que les gens qui en boivent habituellement ne ſont pas bien ſains.

Il faut avouer, que comme le dit *Heiſter, on ignore la maniere dont cet Elément opére pour cauſer des Maladies*, (telles que les Ecrouelles) *quoi qu'on ait avancé un grand nombre d'opinions ſpécieuſes ſur ce ſujet :* ce n'eſt pourtant pas à dire, qu'on ne puiſſe trouver quelques raiſons d'un fait auſſi évident; il paroît même que quelques corollaires tirés de certaines obſervations avérées, ſuffiſent pour éclaircir cette matiere.

Les Eaux des Montagnes ne prennent pas bien le ſavon, elles ne blanchiſſent pas le linge comme il faut, elles ſont plus rudes au tact que toutes les autres : elles ne cuiſent pas bien la viande & les légumes; elles les durciſſent, au lieu de leur donner cette molleſſe égale qui convient, elles ne font jamais du pain parfait. N'en voilà-t-il pas plus qu'il n'en faut pour faire préfumer qu'elles font fur la digeftion à peu près les mêmes effets: elles fe lient mal avec les parties qui doivent former le Chyle; elles ne fe marient pas avec les fels & les huiles du fuc nourricier, & celui-ci devient par-là moins *liant* & moins *coulant*.

D'ailleurs l'Eau des torrens des Montagnes n'eft pas égale à toutes les heures du jour; nous en connoiffons plufieurs dont l'Eau n'eft pas la même le matin, à midi & le foir: ces variations journalieres dépendent de l'action du foleil qui fond plus ou moins les neiges, & des pluies & des orages qui arrivent fur les Montagnes; quelles révolutions fingulieres ne doit pas exciter une pareille Eau? *Hippocrate* l'a dit, *il eft impoffible qu'une Eau foit en tout femblable à une autre*

Eau ; les Hommes qui boivent de toute ſorte d'Eau, ſont ſujets à bien des maladies : les habitans des Montagnes ſont évidemment dans ce cas.

C'eſt à deſſein que nous ne diſons rien du poids des différentes Eaux : on avance communément que les plus légeres ſont les meilleures ; nous avons pourtant obſervé que celles des Montagnes ſont quelquefois plus légeres que celles qui jailliſſent dans les Vallées : cependant il y a une grande différence pour leur bonté ; celle-ci dépend peut-être d'une certaine terre ou des ſels avec leſquels l'Eau ſe joint. La plus pure, celle qui approche le plus de l'état élémentaire, eſt trop *vive* & trop *tenue*, trop *dure*.

Mais arrêtons-nous aux Expériences dont nous venons de parler ; elles indiquent que les humeurs de ceux qui boivent de l'eau de Neige & des Torrens n'ont pas la *lubricité*, la *douceur* & l'*égalité* convenables.

L'Aïr.

Les Eloges qu'on fait de l'Air des Montagnes peuvent en imposer; les observations même sur lesquelles on fonde ces Eloges sont souvent suspectes : les *Citadins* habitués à l'Air impur des grandes Villes, se trouvent quelquefois à merveille de l'Air des Montagnes; mais il agit alors comme une sorte de médicament : il est question de connoître les impressions qu'il fait sur ceux qui le respirent continuellement.

Quels effets singuliers ne doit-il pas produire? il change de constitution plusieurs fois dans le jour : ici il est toujours ombrageux & froid, là il s'échauffe prodigieusement pendant les fortes chaleurs, & devient tout d'un coup extrêmement frais dès que le soleil disparoît ; il y a des Vallées où il reſte les mois entiers chargé de brouillards épais ; il y en a où le ſoleil ne paroît preſque point ; enfin l'air du pied des Montagnes eſt ſouvent marécageux, & celui du ſommet n'eſt reſpiré que difficilement vû ſa légereté.

Qui ne voit que toutes ces variations doivent néceſſairement porter ſur la tranſpiration, & la rendre fort imparfaite? D'ailleurs, il ſemble qu'on puiſſe conſidérer l'Air comme l'Eau : celle-ci trop *pure*, trop *élémentaire*, porte ſur le tempérament, comme nous le diſions ci-deſſus ; de même l'Air doit peut-être être chargé de certains *miaſmes*, qui maſquent ſon reſſort & qui l'*adouciſſent*, afin qu'il ſoit moins vif & moins nuiſible.

S'il eſt vrai que certaines exhalaiſons dont l'Air ſe charge ſont comme autant de *Mephitis*, pernicieux aux animaux & aux végétaux eux-mêmes, ne peut-on pas avancer aussi, que les exhalaisons douces & nouvelles des animaux & des végétaux rendent l'Air plus analogue à la poitrine & aux autres parties? Après tout, il semble que la nature ait craint d'exposer les organes des animaux à l'air le plus pur: la transpiration qui sort du poulmon, celle qui entoure tout le corps des animaux, est une espece de rempart & de laboratoire où l'Air se charge de certaines parties qui l'*adoucissent*, & qui l'incorporent déja, pour ainsi dire, dans l'animal qui va les respirer; ces préparations sont une espece de *digestion* à laquelle l'Air doit se prêter, & à laquelle un Air *Vierge* comme celui des Montagnes résiste peut-être trop.

Il n'y a qu'à faire attention à ce qui se passe dans les jeunes animaux pour convenir de ce que nous avançons; tous leurs sens ont été munis de certaines forces, qui s'opposent à l'effort de l'atmosphere qui les environne : l'organe de la vûe, celui de l'ouie & la peau elle-même ne s'accoutument que peu-à-peu à leurs fonctions ; le poulmon a pour se préserver des impressions de l'Air, une grande quantité de transpiration ; c'est dans cette transpiration qui fomente une chaleur convenable, que les animaux déja formés vivent, & que les jeunes grandissent : prenez garde à la nature de l'Air que ceux-ci respirent dans leurs nids, dans des grottes, sous la terre où l'Air ne se renouvelle qu'imperceptiblement, ainsi que dans un bercail, &c. Enfin voyez comment les Bouchers & les Cuisiniers engraissent, & deviennent vigoureux dans une atmosphere que bien des gens craindroient.

Ces exemples & bien d'autres que nous pourrions rapporter, prouvent que le froid, les vents, &

l'Air subtil des Montagnes détruisent l'atmosphere animale, s'il est permis de parler ainsi; ils mettent la peau à nud, ils l'irritent trop brusquement, & conséquemment ils la dérangent dans ses fonctions.

On ne nous accusera pas, sans doute, d'ignorer combien il est souvent important de renouveller l'air trop chargé d'exhalaisons pernicieuses; mais il y a un milieu raisonnable en toutes choses, & encore une fois l'air des Montagnes ne nous paroît pas aussi utile pour ceux qui en usent habituellement, qu'il est agréable à ceux qui ne le respirent que pendant les belles Saisons.

L'acide qu'il contient est moins masqué, & peut être plus abondant qu'il ne l'est dans la plaine; ce qui se prouve, soit par la grande quantité de cet acide qu'on peut ramasser, en renouvellant sur une montagne l'expérience de *Stahl* avec la dissolution de sel de tartre, soit en ne faiſant qu'une légere attention aux vives couleurs des fleurs des Montagnes, & à l'efficacité & la quantité des ſels que les Plantes y contiennent, auſſi bien qu'à celui qu'on trouve en cryſtaux ſur la ſurface de la plûpart des rochers, on ſçait que tous ces phénomenes dépendent de la préſence d'un acide, qui doit néceſſairement déranger la nature des humeurs des *Montagnards*.

Rappellons pour preuve ultérieure les impreſſions que font la chaleur & le froid ſur les Montagnes : on peut avancer qu'elles ne ſont pas préciſément les mêmes qu'on ſent dans les Villes ou dans les plaines. Le froid eſt ſec, vif & pénétrant ſur la Montagne : c'eſt de lui qu'il convient de dire, *penetrabile frigus adurit*; & la chaleur y eſt toujours mêlée d'une ſorte de fraîcheur importune à bien des gens : quelque chaud qu'il faſſe au ſoleil ſur une Montagne, on ſent sa peau picotée par un air vif qui irrite en rafraîchissant; on sent en même temps le froid & le chaud; on est dans un état pareil à celui où l'on se trouve lorsqu'on a passé deux ou trois nuits, & que l'on tâche de s'échauffer au soleil ou devant un bon feu : la peau est dans un resserrement singulier, qui démontre sa gêne.

Ainsi sans parler des effets de la gravité & de l'élasticité de l'air des Montagnes, ni des vapeurs & des exhalaisons dont il s'y charge, nous nous en tenons à des observations que tout le monde peut faire; elles prouvent que l'inconstance de cet air le rend moins précieux, moins salutaire qu'on ne le croit communément : nous parlerons plus spécialement un peu plus bas de la modification que nous croyons qu'il donne aux liqueurs & aux solides.

Les Alimens.

Le lait, le petit-lait, le fromage & les farineux ſont la nourriture ordinaire des *Montagnards*. Ils combinent différemment ces ſortes de mets, pour en faire des bouillies, de la pâte, & du pain : ce qu'il eſt eſſentiel de remarquer, c'eſt qu'ils font dans les Pyrenées avec le Mays, qui eſt leur bled le plus ordinaire, beaucoup de pain ſans levain ; ils font cuire la farine dans l'eau ou le lait, ils en forment une pâte, qu'ils font griller ſous la cendre ; tous ces mêlanges n'ont pas été préparés par la fermentation : qui ne voit combien ils doivent être de difficile digeſtion ? ils forment une ſorte de cole ou de glue, dont l'eſtomac ne peut ſe défaire qu'avec beaucoup de peine ; le Chyle qui en réſulte eſt *épais, viſqueux, lent*, & il porte avec lui tous les principes de la fermentation ; il a beaucoup plus de penchant à s'aigrir que celui qui est fait avec la viande.

La masse des humeurs se ressent sans doute de cette disposition du Chyle ; il est évident que l'acide viendroit à prendre le dessus, si les travaux de la sanguification & le mêlange des sucs bilieux ne s'y opposoient, & si les différentes excrétions ne l'emportoient à proportion qu'il se développe.

L'Urine des habitans de la Montagne donne plus communément des signes d'acidité que celle des gens des Villes ; on a éprouvé qu'elle rougit plus souvent le syrop violat : cette expérience qu'il est aisé de refaire, n'est pas moins vraie, quoiqu'elle soit opposée à ce que des Auteurs de réputation en ont dit. L'Urine des Enfans principalement sent l'acide, elle est souvent laiteuse & se concret comme de la crême ou de la cole légere. La tranſpiration de ces mêmes habitans eſt ſi évidemment chargée d'acides, qu'il eſt impoſſible de reſter dans un endroit, où ils ſont aſſemblés; on y ſent l'aigre le plus vif: ainſi la nature fait des efforts continuels pour chaſſer toutes les parties nuiſibles qu'un Chyle mal travaillé fournit habituellement.

Mais à proportion que les Urines, la tranſpiration & les autres excrétions emportent les acides ſuperflus, les variations de l'air s'oppoſent, comme nous l'avons remarqué, à ces évacuations: elles les ſuſpendent ou les dérangent; d'ailleurs l'air lui-même chargé d'acide, le communique aux humeurs, & l'eau trop vive favoriſe l'action de ce ſel.

De maniere que les *Montagnards* ſont continuellement expoſés à un enchaînement de cauſes qui fomentent l'acrimonie acide des humeurs, ou la diſpoſition la plus prochaine aux Ecrouelles. (5e. *Fait.*)

Il n'y a qu'à les voir, & à étudier leur tempérament pour en mieux juger; quelque brillante que semble leur santé, quoiqu'il paroisse qu'ils n'ont rien à souhaiter à cet égard, & quoiqu'on vante beaucoup leur embonpoint, il est de fait cependant, qu'ils ne sont pas aussi vigoureux que les Paysans des Plaines : ils sont mols, lents, paresseux, & moins capables qu'on ne pourroit le croire de supporter de violens exercices. En un mot, ils approchent de l'état qui caractérise le tempérament des Enfans; ils ont avec eux des rapports qui font qu'ils sont sujets aux mêmes maladies.

SEPTIEME FAIT.

Rapportons ici une observation qui nous paroît singuliere & peu connue, & que nous avons faite en ouvrant les Cadavres de quelques Enfans morts des Ecrouelles : nous avons trouvé leur foie gros & blanc, ou du moins d'un jaune fort clair, la véſicule du fiel étoit pleine d'une ſubſtance blanche & tranſparente comme de la cole de poiſſon, & l'intérieur même du foie étoit ſec & blanc comme l'extérieur.

Ceci rappelle ce qui ſe paſſe dans les animaux que l'on nourrit avec de la pâte & du lait ; leur foie devient fort gros & fort blanc. Il n'a ni la couleur ni l'amertume qui caractériſent ce viſcère dans les animaux vigoureux.

Qu'eſt-il arrivé à ces animaux ainſi engraiſſés ? il eſt évident que la bile a perdu ſon action, & que les liqueurs acides ont pris le deſſus ; le même accident arrive aux Enfans Ecrouelleux. Cette preuve nous ſemble convaincante pour notre opinion : car enfin les animaux engraiſſés comme ceux dont nous parlons, deviennent sujets à des dépôts à la tête & au croupion, qui ont bien du rapport avec les tumeurs écrouelleuses ; & quoiqu'ils semblent fort sains, ils le sont bien moins que ceux de leur espece qui sont maigres : d'ailleurs les Ecrouelles ne maigrissent pas toujours les Enfans qui les ont ; il y en a au contraire qui en sont attaqués, & qui sont fort gras.

Mais éclaircissons avant d'aller plus loin une observation, qui paroît contradictoire à celle que nous venons de rapporter, & qu'on ne manqueroit pas sans doute de nous opposer.

HUITIEME FAIT.

Il y a des Ecrouelleux d'un âge déja avancé & qui sont évidemment bilieux ; ils sont maigres, jaunes, noirâtres, & enfin on trouve après leur mort leur foie d'un brun noirâtre, & la vésicule du fiel pleine d'une bile extrêmement jaune, *épaisse* & abondante ; comment imaginer que l'acide domine dans de pareils tempéramens ?

L'observation est vraie; mais elle ne conclud rien contre nous : ceux qui examineront les choses de près verront que ces gens qui paroissent bilieux, ont en effet des humeurs disposées à divers acides : il y en a dont la bile est fort âcre ; mais leurs sucs lymphatiques sont glaireux & *acescens*.

On diroit que les deux acrimonies existent dans ces tempéramens ; ceci est plus conforme à l'observation que ce que l'on apprend dans les Auteurs classiques : comment concevoir que l'acide & l'alkali dominent dans le même sujet ?

Ce qu'il y a de positif, c'est qu'on trouve tous les jours des gens qui vomissent des matieres aigres & acides, & puis des sucs bilieux fort amers, fort âcres ; il semble que ceux-ci sont si tenaces, qu'ils ne peuvent pas se mêler avec les premiers; & comme ils ne se mêlent point, chacun prend la tournure qui lui est naturelle; les sucs glaireux deviennent acides.

En un mot tout concourt à prouver que les humeurs ont beaucoup de penchant à devenir acides, & qu'elles le sont même déja dans les Ecrouelleux : examinons cette vérité plus particulierement; tachons de découvrir la disposition que les humeurs & les solides prennent.

Changemens dans lesquels passent les parties affectées.

NEUVIEME FAIT.

Ceux qui ont ouvert des Cadavres de sujets morts des Ecrouelles, se sont apperçus que toutes leurs glandes lymphatiques, notamment celles du col, & souvent même les glandes conglomérées & les viſcères glanduleux, ſont plus ou moins engorgés, durcis, & comme on dit skirreux ou tuberculeux.

Mais on n'a pas exactement déterminé la nature de ces tumeurs ; on ne les a pas ſuivies dans toutes les modifications qu'elles ſouffrent ; on n'a pas aſſez bien marqué leurs différences : voici nos obſervations à cet égard.

Tantôt les glandes ſont ſimplement tuméfiées, ou plus étendues que dans l'état naturel : la ſubſtance qui les compoſe eſt à l'ordinaire une ſorte de *Parenchime* ni trop dur ni trop mol ; on diroit que la glande a ſeulement groſſi.

Cet état eſt bien différent de celui où elles ſe trouvent deſſéchées, maigries, *récroquevillées* ſur elles-mêmes, ſans être devenues dures, comme ſi elles avoient été ſeulement arrêtées dans leur accroiſſement.

Tantôt elles sont plus ou moins grosses & dures, calleuses, comme de la coine de lard; elles paroissent pleines d'une substance ligamenteuse qui occupe leur cavité, leur écorce, ou quelqu'un de leurs côtés: cette substance naît souvent au centre, & s'étend vers la circonférence en maniere de rayons; il semble que la glande ait été déprimée, serrée, & que ses différentes portions se soient colées pour composer un tout homogene; ce qui paroît d'autant plus singulier, qu'il y en a souvent de semblables qui ont grossi au lieu de diminuer.

Enfin on les trouve quelquefois plus ou moins pleines d'une substance semblable au suif, à la graisse, à la chaux, ou à une terre blanchâtre.

Celles qui ont suppuré sont calleuses, irrégulierement grossies, souvent imbibées de [illegible]rs, & carnifiées ou dénaturées au point qu'il eſt impoſſible de reconnoître la ſtructure naturelle qui les diſtingue des autres parties.

Au reſte quelle que ſoit leur modification, elles ſont quelquefois enfermées dans une ſorte de capſule ligamenteuſe, cartilagineuſe, plus ou moins épaiſſe, & connue ſous le nom de *Kiſte*. Les glandes qui ſont ſimplement engorgées, & celles qui ſont deſſéchées, ſont moins communément enkiſtées que celles qui ſont devenues calleuſes : le Kiſte paroît beaucoup plus ordinairement dans celles qui ſont changées en ſubſtance *ſébacée* & pierreuſe ; mais il ne s'y trouve pas toujours, même dans ces cas.

Ces obſervations reviendront lorſqu'il ſera queſtion du traitement des tumeurs Ecrouelleuſes ; il s'agit ici de connoître autant qu'il ſe pourra la mécanique de ces changemens : ils ſont ſans doute une ſuite du dérangement qui arrive à la nutrition du corps glanduleux; & voici comment on peut concevoir ce dérangement.

La glande ayant pris quelque consistance, n'est qu'un peloton de substance cellulaire, sur lequel les vaisseaux rampent & s'étendent d'une maniere particuliere, (3e. *fait.*) Cette substance se développe par couches, dont les unes paroissent avant les autres & se durcissent dans le même rapport : des humeurs aqueuses qui arriveront en grande quantité vers la glande ainsi constituée, engorgeront les vaisseaux & les relâcheront; ils en rendront tout le Parenchime plus molasse, plus gonflé, ce qui fera l'engorgement simple de la glande.

Le suc nourricier étant appauvri & se trouvant en petite quantité, ne sera porté que fort difficilement vers le corps glanduleux où les vaisseaux sont presque sans ressort; & celui-ci ne se nourrissant presque plus, ne grossira point : au contraire il se flétrira, & on le trouvera dessséché & rapetissé.

Si ce suc est abondant & en même tems trop tenace, trop gluant ou peu aqueux, la glande grossira pendant un tems ; mais les feuillets de la substance cellulaire n'étant plus séparés par une rosée aqueuse qui leur est nécessaire pour qu'ils ne se colent pas, se coleront en effet : ils ne formeront qu'un corps ; la glande sera calleuse ou ligamenteuse, & les callosités paroîtront le plus dans les endroits, où la pression des vaisseaux aura été la plus forte.

Ce suc nourricier croupissant livré à lui-même, & qui n'aura pas les qualités nécessaires pour former des lames de substance cellulaire durables, s'aigrira & fermentera : sa constitution se bouleversera ; il deviendra comme du suif, comme de la terre, suivant que les mouvemens spontanés seront plus ou moins dérangés.

Or comme la glande qui est elle-même divisée en mille & mille feuillets de substance cellulaire, est aussi renfermée toute entiere dans des productions de cette substance, il est évident qu'à proportion qu'elle grossira, plusieurs lames seront appliquées les unes contre les autres; ce qui formera le Kiste, plus apparent lorsque le suc nourricier est abondant & qu'il s'épanche irrégulierement, parce qu'alors il est lui-même étendu en couches concentriques par la pression des parties du voisinage, & par les nouveaux sucs qui entrent dans la cavité de la glande, ou bien en couches excentriques, ce qui fait des Kistes multipliés qu'on trouve souvent dans un seul.

Quant à la carnification des corps glanduleux qui se trouve sur tout dans ceux qui ont suppuré, elle n'est n'eſt autre choſe qu'une extenſion irréguliere de la ſubſtance cellulaire qui prend le deſſus ſur toutes les autres parties ; ce qui arrive dans toute ſorte de cicatrices, comme nous le remarquerons plus bas.

Tel eſt à peu-près le mécaniſme de tous les changemens qui arrivent aux glandes des Ecrouelleux : les obſervations réitérées en démontrent les fondemens, & ce que les Auteurs en diſent s'accommode fort bien à notre théorie.

En effet, *Tulpius* a fort bien remarqué dans les glandes d'un Ecrouelleux une grande quantité de petits tubercules, comme *des lupins qui gardoient toujours cet ordre, que les plus gros étoient ſur les plus petits, qui alloient toujours en diminuant, tant qu'ils étoient enfin comme des grains de Seſame, qui ne laiſſoient pas d'avoir leur petite peau, de laquelle il pouvoit ſe former une petite Ecrouelle*; ce qui revient à ce que nous avons dit des couches de la substance cellulaire.

Ainsi *Rhodius* a guéri un *Tubercule aqueux au front, qui se seroit*, dit-il, *converti en Melliceris ou Steatome*; ce qui prouve l'épanchement d'une matiere propre à se concrêtre par dégrés, comme nous l'avons dit. *Riviere* a trouvé dans une Ecrouelle, *comme de l'eau claire*, qui se seroit certainement épaissie, ainsi que la matiere gluante que *Fabricius Hildanus* tiroit d'un Skire, & qui s'*apierrissoit à l'air*.

En un mot, il arrive à toutes les glandes ce qui survient aux sublinguales qui se changent en *grenouillette*, que *Salmuth*, *Thomas Bartholin*, *Aquapendent*, *Severinus*, *Baillou* & bien d'autres ont vû contenir de la matiere comme du *blanc d'œuf*, *un suc mielleux*, *blanc ou noirâtre*, & *une substance cébacée ou plâtreuse*. Nous avons vû ces glandes Skirreuses, en imposer pour des Vers, parce que les Skirres remuoient dans les mouvemens de la langue.

Au reste il n'est pas douteux que toutes les parties solides ne se ressentent dans les Ecrouelleux de la disposition dans laquelle leurs glandes se trouvent : elles sont moins bien nourries ; la substance cellulaire qui les forme en partie, n'a pas l'*égalité* & la *ductilité* convenables, ce qui doit nécessairement déranger la digestion, la transpiration & les autres excrétions, plus ou moins sensiblement. Les liqueurs sont de même plus ou moins atteintes des mauvaises tournures, qui se développent plus évidemment dans les sucs des glandes ; ce qui se prouve, outre ce que nous avons remarqué ci-dessus, en examinant attentivement le sang qu'on tire à des Ecrouelleux : on apperçoit aisément qu'il est plus aqueux, plus glaireux, moins rutilant, moins vif, que celui des gens qui se portent bien; il a beaucoup de rapport avec le sang des filles qui ont les pâles couleurs, & quelque ressemblance avec le sang des Hydropiques, c'est-à-dire, qu'il est moins bien travaillé; tout cela dépend du dérangement des fonctions dont nous parlions tout-à-l'heure.

Explication des symptômes ordinaires des Ecrouelles.

On peut la tirer aisément de ce que nous avons établi sur les causes, & des observations que nous avons rapportées.

La partie la plus affectée, celle qui résiste le moins au penchant que toutes les humeurs ont à devenir acides, est sans doute la partie blanche du sang; c'est-à dire le corps muqueux des alimens. Nous croyons, pour étendre ce que nous avons insinué plus haut, que c'est ce corps muqueux qui nourrit les différens organes, en s'appliquant couche par couche sur les premieres fibres, comme M. *Duhamel* l'a démontré à l'Académie des Sciences, au sujet de la lame intérieure du périoste, qui fait l'accroissement dans les os.

Or les feuillets composés d'une pâte mal travaillée ne sauroient avoir la souplesse & la consistance convenables, ni s'arranger comme il est nécessaire, pour former des corps plus ou moins durs; ainsi les os des Ecrouelleux sont sujets à se plier & à grossir irrégulierement, par la mauvaise disposition du suc nourricier.

Toutes les glandes sont par la même raison, & par rapport à celles que nous avons rapportées ailleurs, sujettes à des engorgemens plus ou moins considérables, que *Morton* attribuoit à ce que les vaisseaux des glandes étoient disposés *non rectis lineis*, non point en *droite ligne*, mais en maniere de pelotons, *spiratim, unde remora.*

Or comme les paupieres sont composées dans leurs bords de vaisseaux très-grêles & de petites glandes cébacées, qui ont naturellement très-peu de ressort, il est naturel que ces parties soient prises à proportion plus que les autres; ce qui caractérise la disposition aux maux des yeux, auxquels les Ecrouelleux sont très-sujets: cette disposition augmente certainement dans les habitans des Montagnes par l'effort que font les yeux, en fixant souvent les rochers escarpés couverts de neige, ou éclairés par les rayons du soleil, comme chacun peut l'éprouver aisément; en effet il n'est personne qui en parcourant les Montagnes, ne se sente la vûe fatiguée, & les yeux atteints d'une sorte de cuisson fort incommode.

Nous avons vû des gens qui avoient acquis par-là l'habitude de clignoter dont ils ne se défaisoient qu'avec peine dans les plaines ; joint à ce que l'air, les brouillards & les différentes vapeurs des vallées ou des gorges des Montagnes, portent nécessairement sur la vûe.

Le nés, ou du moins les membranes qui le tapissent intérieurement, ainsi que les lévres, étant de même très-garnies de glandes, & formées par une substance cellulaire fort lâche, il n'est pas surprenant qu'elles s'engorgent dans les Ecrouelleux au plus léger changement de tems, parce qu'elles sont plus délicates & plus sensibles qu'elles ne devroient l'être.

Les Anatomistes qui ont observé les différens degrés d'accroissement dans le fœtus, sçavent comment & avec quelle lenteur la lévre supérieure se forme, & combien, si on peut s'exprimer ainsi, la nature évite difficilement le bec de lievre naturel. *Blondel* a tiré parti de cette remarque contre l'opinion de ceux qui croient que l'imagination de la mere fait de certaines impressions sur l'enfant : nous en conclurons qu'il paroît naturel de penser, que cette lévre supérieure formée d'un suc nourricier mal constitué, & plus nouvelle que toutes les autres parties, doit être aussi plus mollasse, & avoir plus de penchant à s'étendre dans ceux qui sont nés de parens Ecrouelleux ; ce qui revient à ce que nous observions ci-dessus, sur l'engorgement des glandes.

Les gencives même des Ecrouelleux se ressentent de la mauvaise constitution de la substance cellulaire, non point qu'elles soient constamment rougeâtres, bousies, mollasses & *saignantes*, comme dans bien des scorbuts décidés ; mais c'est qu'elles sont souvent *blaffar-*

tles, *calleuſes*, deſſéchées irrégulierement & racornies, comme dans de certaines eſpeces de ſcorbut, qui ne ſont quelquefois, comme on le ſçait, que des Ecrouelles déguiſées. Cette diſpoſition des gencives, pour le dire ici en paſſant, fait que les habitans des Montagnes paroiſſent avoir les dents beaucoup plus longues que les habitans des villes; cette groſſeur apparente, & l'état qui en réſulte, en impoſent quelquefois : on prend au premier coup d'œil, des bouches gâtées pour des bouches fort ſaines, comme *Bunon* Dentiſte l'a remarqué; en un mot les gencives des Montagnards ne ſont pas ordinairement auſſi *ſouples*, auſſi *douces*, auſſi *liantes* que celles des habitans de la plaine, & ces vices ſont beaucoup plus marqués dans ceux qui ſont évidemment Ecrouelleux : leurs dents ne durent pas longtems ; elles ont en général l'émail peu luisant, peu cassant, & sujet à la carie humide.

Enfin, comme les Parotides & les maxillaires tiennent une bonne partie du fond du visage, il est évident que pour peu qu'elles soient tuméfiées, la portion inférieure de la face s'élargira, ce qui établira la disposition que les Praticiens nomment quelquefois *Ganache*; disposition très-remarquable dans les sujets Ecrouelleux.

Au reste nous sommes bien assurés d'avoir observé, que bien des enfans Ecrouelleux ont le col court & gros, la machoire inférieure plus étendue qu'à l'ordinaire, la bouche plus grande, les levres plus grosses; ce qui est naturel aux habitans de certaines vallées des Pyrenées. *Lommius* a dit que *les Enfans sont sujets aux Ecrouelles, s'ils ont le col court, les tempes déprimées, la machoire élargie.*

Or tous les symptômes dont nous

parlons, paroiſſent plus dans la jeuneſſe qu'à tout autre âge, non-ſeulement parce que ces parties croiſſent dans ce temps-là, & qu'elles prennent les modifications dépendantes de la diſpoſition du ſuc nourricier, mais encore parce que, comme nous le remarquions (2ᵉ. *Fait*) d'après *Stahl*, le torrent des liqueurs eſt dirigé vers la tête dans le jeune âge, & parce que, comme *Dionis* l'a dit, *les Enfans mangent ſouvent, & tiennent toujours leurs glandes ſalivaires en haleine*; ce qui fait qu'il s'y paſſe à proportion plus de changemens qu'aux extrémités: au contraire le torrent des humeurs changeant avec l'âge, les maladies ſe portent ailleurs qu'à la tête, ce qui a été obſervé; car il eſt rare, comme nous le dirons ailleurs, que les Ecrouelles ſe démontrent pour la premiere fois dans les Adultes par des glandes au col.

Quoi qu'il en ſoit, en voilà ce

semble assez, pour rendre raison des symptômes que nous avons examinés, ainsi que de bien d'autres, tels que les maladies de la poitrine, celles du bas-ventre & les ulcères irréguliers, auxquels les Ecrouelleux sont sujets, & qu'on voit dépendre évidemment de la cause que nous avons assignée ; passons de suite à d'autres symptômes plus importans, ou qui sont du moins plus particulierement du ressort de la maladie dont nous parlons.

Remarques sur quelques symptômes singuliers.

DIXIEME FAIT.

Des observations réitérées ont appris, 1°. que tous les symptômes des Ecrouelles se dissipent quelquefois dans les filles à l'âge de puberté, lorsque leurs regles paroissent ; ainsi que dans les enfans mâles, dont la constitution change avec l'âge &

devient bilieuſe & *hemorrhoïdale*, ſoit qu'il y ait des évacuations ſenſibles, ou qu'il n'y en ait point; 2°. qu'un ulcère ou une dartre diminue ou augmente les tumeurs Ecrouelleuſes dans bien des ſujets, ſuivant que l'écoulement eſt plus ou moins abondant; 3°. que les tumeurs Ecrouelleuſes ou les ulcères déterminés ſont ſouvent de bon augure, & délivrent tout le corps de bien des incommodités qui reparoiſſent, ſi les tumeurs diminuent d'elles-mêmes, ſi les ulcères ſe deſſéchent, ou ſi on vient à les faire diſparoître; 4°. enfin que les tumeurs Ecrouelleuſes vont & viennent quelquefois, & ſe tranſportent d'un endroit du corps à l'autre.

On trouve dans les différens Auteurs, des obſervations qui ſont conformes à celles que nous venons de rapporter. *Riviere* a vû des Ecrouelles au col à la ſuite d'une ſuſpenſion des Regles ; *Fabrice Hildan* a obſervé des tumeurs Ecrouelleuſes à une jambe par la ſuppreſſion d'un écoulement, qui ſe faiſoit autrefois vers l'œil ; *Amatus Luzitanus* parle de quelques tumeurs Ecrouelleuſes, qui alloient du col aux tempes & delà à la nuque ; *Simeon Jacotius* a vû des tumeurs au col diſſipées par les ulcères à la tête formés par une grande quantité de poux ; ſans parler de *Baillou*, qui a vû dans un enfant des tumeurs qui *alloient & venoient* ; ni de *Warthon*, qui remarque que *les jeunes perſonnes qui gardent le Célibat deviennent Ecrouelleuſes, & qu'elles ne guériſſent que par le mariage ;* ni enfin de bien d'autres que chacun peut conſulter.

Tous ces ſymptômes ne ſauroient être attribués uniquement à la cauſe dont nous avons parlé; mais ils ont un rapport immédiat avec les différens mouvemens organiques, qui donnent aux humeurs des directions particulieres, & qui développent même des maladies cachées ou assoupies.

La théorie de ces mouvemens n'est pas de ce lieu ; elle regarde la plûpart des maladies, tant chroniques qu'aiguës, & elle tient surtout à la théorie des Métastases, de certains ulcères & des cauteres, dont l'Académie de Chirurgie a proposé l'examen pour le Prix de l'année 1753.

Il sufiit que nous sçachions que quelle que soit la méchanique de ces mouvemens, il y en a qui *cantonnent*, pour ainsi dire, toute la disposition Ecrouelleuse dans un endroit, & qui la transportent d'un lieu à un autre ; il en est comme des Cancers, auxquels la moindre cause donne naissance dans les sujets mal constitués, puisque *Baillou* en a vû survenir au nés à la *suite d'une playe faite en arrachant un poil*, &c.

Ce n'eſt pourtant pas à dire, que nous penſions que tout le levain Ecrouelleux va former un dépôt particulier, ou bien ſe répandre plus ou moins dans les humeurs. Nous l'avons déja fait aſſez connoître; nous regardons les Ecrouelles comme une maladie générale du ſuc *nourricier*, maladie qui ſe démontre dans une partie plûtôt que dans une autre, ſuivant la diſpoſition particuliere de cette partie, ou ſuivant les directions des mouvemens des vaiſſeaux & des nerfs, & du mouvement *tonique* de toutes les portions de la ſubſtance cellulaire, qui ont acquis la conſiſtance des membranes.] *Hecquet* a donné pour la cauſe des Ecrouelles le ſuc nerveux dépravé dans la huitieme paire.

Encore une fois, nous ne ſaurions aller plus avant ſur cette matiere ſans nous écarter du ſujet que nous traitons : ajoutons ſeulement que ceux qui ont regardé les

Ecrouelles, comme une maladie particuliere du col, ont pris un ſeul ſymptôme pour toute la maladie ; les glandes au col ſont l'effet de la diſpoſition Ecrouelleuſe, & des mouvemens qui la développent dans cet endroit plûtôt que dans un autre, par les raiſons que nous avons déja indiquées plus d'une fois, & qui ont fait qu'on a comparé cette maladie, à une maladie des Cochons, qui en ont en effet une pareille; tant peut-être à cauſe du ſiége de la maladie elle-même, qu'à cauſe que ceux qui ont le col garni de tumeurs, ſont ſouvent, comme nous l'avons remarqué, en reſpirant & en touſſant, un bruit pareil à celui que font les Cochons.

Voyons avant d'aller plus loin, ſi les tumeurs à la Thiroïde & les autres goîtres ſont des ſymptômes des Ecrouelles : les Auteurs paroiſſent partagés là-deſſus ; & nous avons vû des goîtres avec des Ecrouelles, mais moins communément que des goîtres sans Ecrouelles. Il semble que la premiere incommodité soit un supplément de la derniere dans les habitans des vallées des Pyrenées; car la plûpart, sur-tout les femmes, ont des goîtres ou des Ecrouelles, & quelquefois l'un & l'autre.

Au reste quoique *Freind* prétende que les tumeurs à la Thiroïde sont scrophuleuses, mais non point les tumeurs des tégumens de cette glande qu'il nomme des goîtres; nous croyons que toutes les tumeurs au col, excepté celles qui viennent par quelque accident, ou à la suite d'une inflammation, ne sont que les symptômes d'une disposition Ecrouelleuse plus ou moins développée. Ce qui nous engage à penser ainsi, c'est qu'outre que le traitement & la théorie de ces deux maladies sont les mêmes, nous avons observé qu'il y a des cantons entiers dans nos vallées, dans lesquels les femmes ont presque toutes des goîtres, & qui ne sont séparés d'autres cantons où l'on ne trouve presque point de goître, que par un torrent, avec ceci de singulier, que les habitans des deux bords du torrent se nourrissent de même, boivent de la même eau, qui est pour l'ordinaire celle du torrent mitoyen ; mais les villages dont les habitans sont sujets aux goîtres, sont tournés vers le Nord, aux pieds des Montagnes qui leur cachent le soleil levant, au lieu que les autres sont au levant & au midi : d'où il suit évidemment, que la formation des goîtres dépend moins de la nature de l'eau, à laquelle on les attribue généralement, que de l'action du soleil ou de l'air, plus ou moins chaud ; elle fait sur les corps des impressions dont les goîtres ne sont que des symptômes, & ces impressions font la disposition Ecrouelleuse.

Ceci nous conduit naturellement à une réflexion de *Chauliac*, que nous ne sçaurions rendre mieux que *Joubert*, son Traducteur : il dit que *glande*, *Ecrouelle*, *nœud*, *loupe*, *tortue*, *nate*, *goître & bubon fugilin*, *sont mis sous le genre des exitures & excroissances phlegmatiques*. Tout le monde conviendra aisément que toutes ces maladies ont bien des rapports; c'est ce que *Wiseman* a prétendu, lorsqu'il dit au rapport d'*Allen*, *que les Ecrouelles se jettent sur toutes les parties*, *les glandes*, *les muscles & les os*, & que la maladie nommée *Spina ventosa* est une sorte d'Ecrouelles. Toutes ces tumeurs peuvent être comprises, comme on le fait ordinairement, dans la classe des *tumeurs froides*; ainsi il paroît qu'il est inutile d'entrer dans de longs détails pour concilier les Auteurs sur les différences qu'ils trouvent entre ces maladies : ceux qui voudront diſtinguer, comme *Warton*, *Struma* de *Scrophula*, ou regarder avec *Severinus*, le *Pédartrocace* comme une tumeur Ecrouelleuſe, ou conſidérer celle-ci comme une eſpece de Skirre avec *Rondelet*, ſont au fond très-libres ; cependant il eſt bon de ſe fixer juſqu'à un certain point, & de ne pas regarder tous les Skirres, les Steatomes & les Loupes, comme de vraies Ecrouelles : ce ſont, ſi l'on veut, des maladies qui n'en different que par quelque nuances ; mais ces différences ſont eſſentielles.

Nous ne ſçaurions, par exemple, regarder dans toutes les occaſions comme des Ecrouelles véritables, les tumeurs au col, qui ſont la ſuite des maladies inflammatoires, quoiqu'on le trouve en termes exprès dans le livre *de glandulis* attribué à *Hippocrate* ; il ne convient pas de décider légérement qu'une maladie est écrouelleuse ; ne fût-ce qu'à cause de l'impression qu'une semblable décision fait toujours sur le malade & sur les assistans. Il faut d'ailleurs distinguer les différens degrés d'une maladie, ses *commencemens* d'avec son *développement* & son *état fixe*, comme nous le dirons plus bas.

Au reste telle est la nature de bien des maladies qu'elles ont souvent, quoique différentes dans leur origine, une même fin : on a dit que la plûpart des maladies chroniques peuvent dégénérer en scorbut ; on peut de même avancer, que bien des maladies finissent en prenant un caractere Ecrouelleux.

Nous avons vû des dépôts de lait dans les femmes, aux mamelles, ou dans d'autres parties, auxquels succédoient à la longue la carnification de quelques os, la formation de plusieurs glandes au col & aux aisseles, & enfin des ulcères dont le pus étoit liquide & mal travaillé, & les chairs baveuses & blanchâtres.

On voit aussi les cancers, la vérole, la gale, les dartres & l'excrétion de la sueur arrêtée sous les aisseles ou aux pieds, dégénérer de même en Ecrouelles très-bien caractérisées, ainsi que bien d'autres maladies ; l'état écrouelleux est *secondaire* dans ces cas, au lieu qu'il est indépendant de toute autre maladie dans les Ecrouelleux ordinaires, dans ceux qui ont cette maladie par leur constitution naturelle, & par celle du climat qu'ils habitent.

Voyons enfin, si les Ecrouelles peuvent se communiquer d'un sujet à l'autre ; les Auteurs ne nous éclairent pas à cet égard : voici nos observations.

Une jeune fille très-bien constituée épousa un homme de famille Ecrouelleuse, & elle fut atteinte de cette maladie dont le mari mourut.

Une jeune femme dont le mari eut la gale & puis les Ecrouelles, eut elle-méme la gale & les Ecrouelles.

Un homme dont la femme mourut pulmonique à la suite des tumeurs écrouelleuses, devint lui-même pulmoniqne, & mourut de cette maladie.

Il est ordinaire de voir que les Nourrices Ecrouelleuses communiquent leur mal à leur nourrisson; on peut observer cette communication même dans les Brebis, qui ont quelquefois des tumeurs au col fort semblables aux tumeurs Ecrouelleuses.

Quant à ce qui concerne la communication des Ecrouelles des peres & des meres aux enfans, elle est assez connue.

Ainsi il est à présumer que les Ecrouelles peuvent se communiquer quelquefois, comme la vérole ou la gale; mais ce soupçon de contagion

tagion eſt peu alarmant, parce qu'il eſt aſſuré que quelqu'un n'en eſt atteint que très-difficilement, à moins qu'il n'ait lui-même du penchant à la maladie ; ce que d'autres obſervations, qu'il eſt inutile de rapporter, confirment.

Il exiſte donc dans la nature une ſorte de *miaſme ſcrophuleux*, qui eſt ſans doute formé quelquefois par les révolutions qui arrivent aux différentes humeurs, & qui peut fort bien, en paſſant d'un ſujet à l'autre, aller, comme le levain dans la pâte, gâter des humeurs ſaines ; mais il faut qu'il trouve une diſpoſition particuliere dans le ſujet pour y agir : il a beſoin d'y être mis en action par un certain jeu des organes, & par l'état particulier des liqueurs. Quoi qu'il en ſoit, ces queſtions qui ne ſont après tout que de pure curioſité, ne regardent pas plus ſpécialement les Ecrouelles, que tant d'autres maladies ; paſsons à quelque chose de plus essentiel.

Traitement général des Ecrouelles.

Il ne faut pas moins, pour guérir un Ecrouelleux décidé, que changer entierement sa constitution, ou donner une nouvelle tournure à son tempérament ; il seroit inutile de s'attacher aux symptômes uniquement : il est important d'aller droit à la cause.

Le penchant qu'ont dans cette maladie les humeurs à s'aigrir, & le peu de consistance qu'a acquis le suc nourricier, sont nécessairement accompagnés d'un dérangement plus ou moins sensible dans la digestion & dans la transpiration, comme on peut aisément le conclure de tout ce que nous avons dit jusqu'ici, & de ce que nous avons déja remarqué ci-dessus.

Il est essentiel de porter d'abord ses vûes sur les premieres voies, puiſque c'eſt dans ces parties que prend ſa ſource une humeur pernicieuſe, qu'il faut néceſſairement épuiſer ; & que d'ailleurs elles influent ſingulierement, & par une mécanique peu connue, ſur toutes les fonctions.

Les Purgatifs & les Emétiques.

Les purgatifs ſont néceſſaires ; quelques bons Praticiens que nous avons indiqués au commencement, les conſeillent. *Aux Ecrouelles*, dit *Joubert* d'après *Chauliac*, les *Purgatifs font grand profit* ; *Etmuller* veut qu'on y employe l'hellébore noir ; *Baillou* conſeille une poudre laxative ; & enfin l'uſage du Mercure doux eſt recommandé par tout le monde pour cette maladie.

Il eſt vrai, qu'il paroît qu'on donne ce dernier remede à titre d'*altérant*, & que la plûpart des Auteurs n'ont pas fait grand uſage des Purgatifs décidés pour les Ecrouelles: nous n'en trouvons guere qui ayent vanté l'usage des vomitifs autant que *Fuchsius*, il dit que *vomitus debet assiduè provocari*; malgré cela les vomitifs ont été communément regardés comme des remedes trop vifs; ce qui est enfin dégénéré en habitude, qui a souvent en Médecine la force de Loi.

Mais ayant réflechi sur ce que *Galien*, & après lui *Montanus*, disent avoir guéri des Skirres cancéreux par des purgatifs réitérés, & l'expérience nous ayant instruits là-dessus, nous ne saurions nous empêcher de dire que quel que soit l'état d'un Ecrouelleux, les purgatifs réitérés sont toujours de bons effets sur lui, pourvû qu'il soit en état d'en supporter l'action: les vomitifs même donnés plus souvent qu'on ne pourroit le croire, nous ont toujours paru avoir des succès très-heureux.

D'un côté l'évacuation ſouvent copieuſe des ſucs glaireux, qu'ils procurent dans cette maladie, dégage efficacement les premieres voies, répare le défaut de tranſpiration, remet la digeſtion, & emporte des levains de matiere acide; & d'autre part, ces remedes remettent le ton des nerfs Gaſtriques, & redonnent par-là une force notable à toutes les parties du corps.

En un mot les vomitifs & les purgatifs employés ſagement, mais avec une confiance & une fermeté qu'on acquiert par les ſuccès, ſont auſſi néceſſaires dans les Ecrouelles, que dans toutes les autres maladies chroniques & aiguës.

C'eſt au Praticien éclairé à préparer le corps par la ſaignée, & les autres remedes ordinaires, & à bien ſaiſir les contr'indications qui peuvent ſe préſenter par l'état de la poitrine & du bas-ventre; mais pluſieurs exemples nous ont appris, qu'il ne faut pas trop s'amuser à des remedes préparatoires, ni se multiplier à soi-même, par des idées puisées dans la Théorie, les motifs de crainte : nous ne nous sommes fait les loix dont nous parlons, qu'après avoir vû des cas, où nous n'osions pas nous décider, & qui réussissoient entre les mains de gens plus hardis que nous. Ceci pourroit regarder d'autres maladies que les Ecrouelles; mais c'est à celle-là seulement que nous nous bornons ici.

Le vomitif qui a paru lui être le plus approprié, est l'*Ipecacuanha*: on a dit, qu'il fondoit les sucs visqueux des premieres voies; ce qu'il y a d'assuré, c'est qu'il en fait souvent rendre une quantité prodigieuse : nous osons en appeller à l'expérience; qu'on le donne dans ces enfans dont le col est gorgé & bouffi dans sa totalité, dans ces filles qui ont des glandes au col, des maux aux yeux, & qui ſont dans un abattement général, ainſi que dans ceux qui ont de vieux ulcères Ecrouelleux : on verra, malgré les terreurs paniques des malades, que tout change en bien deux ou trois jours après l'effet du vomitif; nous n'indiquons ici aucun cas que nous n'ayons vû bien des fois, avec toute la réflexion qu'il exigeoit.

Quant à l'eſpece des purgatifs, les doux, tels que la manne & la caſſe, nous ont manqué quelquefois, quoiqu'ils procuraſſent des évacuations; elles n'étoient pas *plenieres*, ſi on peut parler ainſi; elles ne nous paroiſſoient être, que l'excrétion des humeurs déja mobiles, & contenues dans les inteſtins, dont l'intérieur étant induit d'un verni glaireux, avoit beſoin d'être irrité juſqu'à un certain point : auſſi nous ſommes-nous reſtraints à employer en pareil cas, autant qu'il eſt poſſible, le ſené

& le jalap, dont l'usage devient si rare, parce qu'ils excitent quelquefois de certaines douleurs passageres; comme si ces douleurs même que l'on prétend éviter, n'étoient pas l'effort le plus salutaire qui puisse arriver aux intestins, & la suite nécessaire de l'heureuse impression des remédes : nous employons aussi souvent les purgatifs avec le quinquina, dont nous parlerons ci-dessous ; les sels chatartiques nous sembleroient convenir à certains égards ; mais nous n'avons point d'expérience là-dessus ; & nous laissons ce point à discuter à ceux qui ont accoutumé de les employer plus que nous ne faisons.

Les Absorbans.

Les absorbans sont presque de tous les remédes pris intérieurement, ceux qui ont le plus réuni le suffrage des différens Auteurs ; il en est peu qui n'en recommandent l'uſage , comme *Etmuller*, *Ruland* & tant d'autres : l'éponge brûlée & la pierre ponce ont été très-communément données pour tels ; *Thomas Burnet* parle de quelqu'un , qui juroit avoir ſouvent guéri des Ecrouelles (*pluries*) avec des pilules faites de miel, & les cendres d'une Taupe.

Tous ces témoignages ne ſauroient que donner un grand poids à l'uſage de ces remédes , qui ſont auſſi employés ordinairement dans les Pyrenées ; on en combat les goîtres comme les Ecrouelles , & nous en avons vû quelquefois des effets ſurprenans.

Nous employons les abſorbans les plus communs , comme les plus aſſurés ; tels ſont les coraux , les yeux d'écreviſſes & la magneſie blanche , que nous avons vû que des charlatans gardoient comme un ſecret rare & précieux , & dont ils n'accordoient la connoiſſance

D v

qu'à ceux qui avoient pour eux une confiance aveugle & à l'épreuve, ou bien à ceux qui la leur payoient bien cher.

Ces remedes n'agissent pas tant sans doute, en enlevant aux sucs contenus dans les premieres voies quelques parties d'acide auxquelles ils se joignent, qu'en purgeant très-efficacement par leur union avec les acides ; ce que nous avons vû arriver à la magnésie blanche avec un succès marqué.

D'ailleurs, ils réveillent aussi l'action de l'estomac & des intestins, qui étant irrités dans une seule partie, reprennent leur jeu dans toute leur longueur ; ce que *Junker* a très-bien remarqué après *Stahl* : or c'est de cette action tonique surajoutée aux intestins des Ecrouelleux, que nous attendons la révolution favorable à leurs premieres voies, comme nous le dirons tout-à-l'heure.

Les Amers, le Quinquina.

Baillou nous ayant indiqué l'usage de la pimprenelle, de la véronique & de la fumeterre dans les Ecrouelles, & ayant trouvé dans *Thomas Burnet* le chamedris & la scolopandre en décoction, fort vantées pour la même maladie, nous avons jugé, vû la constitution glaireuse ou pituiteuse de l'estomac de ceux qui en sont atteints, & l'inertie assez évidente dans laquelle leur bile se trouve, que les amers étoient très-convenables dans ces cas.

Nous nous sommes bornés au quinquina, que nous regardons comme un des stomachiques des plus efficaces. Il n'a jamais manqué de redonner l'appétit, de dissiper les langueurs d'estomac, & la sorte de dévoyement & de foiblesse qui arrivent souvent aux Ecrouelleux ; bien entendu que nous avons fait précéder les évacuans.

D'ailleurs le quinquina est un des amers qui étend le plus évidemment son action sur le sang & sur toute la machine : les belles Cures que *Morton* a faites avec ce remède, (& qui le lui ont fait trop vanter) suffiroient pour établir ce que nous avançons, si l'on ne sçavoit outre cela les effets surprenans qu'il a produits sur quelques gangrènes. Nous lui avons vû, pour ce qui nous concerne, opérer des guérisons qui semblent incroyables ; & pour nous renfermer dans la maladie que nous traitons, nous avons souvent observé, comme nous venons de le dire, qu'il redonne l'action, le jeu de la respiration, la couleur, la gaieté aux Ecrouelleux, & qu'il change en moins de tems qu'on ne sauroit le croire l'état de leurs ulcères, en leur donnant un coup d'œil, une consistance & une sensibilité quelquefois néceſſaire ; ce que les baumes ne produiſent pas : joint à ce qu'il y a preſque toujours dans les Ecrouelleux des eſpeces de redoublemens de fievre, de douleurs ou de tumeurs plus ou moins marqués ; ce qui vient de la débilité de leur eſtomac, qu'il faut ſouvent relever, avec les précautions dont nous parlerons plus bas.

Les Anti-ſcorbutiques.

Nous avons encore tiré de grands avantages de l'uſage des anti-ſcorbutiques alkalins, tels que le creçon & le cocléaria, dont il n'eſt pas néceſſaire de vanter la vertu, & dont on voit évidemment le rapport avec l'état glaireux & tendant à l'acidité, qui rend les humeurs des Ecrouelleux ſans preſque aucune vivacité, & leurs ſolides ſans jeu.

Ainſi l'Ipecacuanha & les purgatifs réitérés, l'uſage des abſorbans, des plantes cruciferes & du quinquina différemment combinés, & administrés avec les précautions convenables, suivant que le cas l'exige, sont les principaux secours que nous fournissons aux premieres voies des Ecrouelleux, afin de leur donner la force nécessaire pour vaincre le penchant des humeurs qui y croupissent & de celles qui y aboutissent, & pour les disposer à fournir un Chyle plus vif, & soutenir leurs oscilations qui influent sur tout le reste du corps.

Les Laitages.

On nous opposera peut-être ce que *Baillou* opposoit à *Rondelet*; c'est que ce dernier ordonnoit pour les Ecrouelles des *médicamens qui ont trop de chaleur, & que l'humeur des Ecrouelles étant âcre, mordante & salée, il convient de l'adoucir*, & de diminuer son activité par des incrassans & des relâchans, au lieu de l'effaroucher par des toniques & des ſpiritueux : enſin bien des gens ſeront peut-être de l'avis du même *Baillou*, qui conſeilloit le *petit-lait* & *le lait d'aneſſe*, avec pluſieurs autres Auteurs, notamment *Wiſeman*, qui le met au rang des ſpécifiques pour les Ecrouelles.

Il s'en faut beaucoup que nous ſoyons éloignés de l'uſage de ces remedes adouciſſans, lorſqu'on ne les donnera que pour ce qu'ils valent, & dans des cas où il eſt important de relâcher & d'humecter beaucoup, comme il y en a ; ce que nous dirons plus bas : mais autre choſe eſt donner un remede comme préparatoire, autre choſe eſt le regarder comme ſpécifique ou *curatoire*.

Le lait, par exemple, eſt ſouvent très-bon pour préparer, pour corriger certains ſymptômes urgens : il peut même être employé à titre d'aliment ; mais l'expérience apprend tous les jours à ceux qui ſuivent de près les maladies, & qui savent ne pas prendre un faux calme pour une guérison, qu'il ne produit rien moins que les effets qu'on en attend. Il est d'ailleurs directement contraire à l'indication principale qu'il y a à remplir, autant qu'il est possible, dans le traitement des Ecrouelles; c'est celle qui est tirée de la cause qu'on doit combattre : en un mot, le lait favorise l'état d'inertie, de foiblesse, d'affaissement, & peut-être de sécheresse dans lequel les solides se trouvent dans les Ecrouelleux ; il porte dans les liqueurs un Chyle prêt à s'aigrir, pour peu qu'il trouve des dispositions dans le sujet; ce que nous prouvons principalement par l'exemple des femmes Ecrouelleuses, qui lorsqu'elles deviennent nourrices, sont souvent sujettes à des engorgemens extraordinaires dans le genre glanduleux; par celui des enfans à la mamelle, qui sont très-communément attaqués de tumeurs qui ont plus ou moins de rapport aux Ecrouelles ; & enfin par celui de nos Montagnards qui ſe nourriſſent de laitages, & qui ſont plus écrouelleux que ceux qui boivent du vin.

On verra pourtant ci-deſſous que nous employons ce reméde ; mais ce n'eſt qu'en l'aiguiſant, ou lorſque nous y ſommes forcés : notre intention eſt de faire ſur les Ecrouelleux un changement, qui a du rapport à celui que l'on fait dans les enfans qu'on ſévre ; c'eſt de leur donner des forces, en accoutumant leur eſtomac à la digeſtion de quelque choſe de plus actif que le lait, & à fournir au ſang un ſuc nourricier plus ſolide.

L'effet de tous les remédes dont nous venons de parler eſt paſſager, ils n'agiſſent preſque que ſur les premieres voies ; mais il s'agit de renouveller toute la lymphe, de fournir des sucs mucilagineux plus abondans à tout le tissu cellulaire, d'ouvrir les couloirs de la peau; sans compter qu'il faut aller emporter les embarras des glandes, & quelquefois des os.

Les Eaux minérales.

Il est donc important d'avoir un médicament *général*, si on peut s'exprimer ainsi, ou qui agisse sur toute la machine, qui fasse des révolutions permanentes, & qui ait enfin le dégré d'efficacité nécessaire avec la douceur convenable.

Les Eaux minérales, les *Bonnes en Bearn*, & celles de *Bareges* dans le *Bigorre*, nous ont fourni cette sorte de reméde : on sait tout ce qui a été dit sur leur nature savoneuse, huileuse, sulphureuse, sur leur odeur d'œuf cuit, sur leur chaleur de différens dégrés, & sur leurs sels neutres, le marin & un sel vitriolique semblable à celui d'Epsom, qu'elles contiennent en très-petite quantité. Voici ce qui nous a engagés à les employer pour les Ecrouelles.

1°. Elles font tranſpirer, priſes en bain, beaucoup plus qu'un bain d'eau commune chaude au même degré; ce que nous avons prouvé, en faiſant peſer deux hommes qui ſe ſont baignés, l'un dans l'eau naturelle chaude, l'autre dans l'eau *Bonne* & celle de *Bareges*: celui qui prit le bain d'eau minérale, perdit de ſon poids beaucoup plus que l'autre; l'état de ſoupleſſe & de douceur qu'elles donnent à la peau, indique la même proprieté, auſſi-bien que la mouëteur ſouvent abondante qu'elles excitent étant priſes intérieurement.

2°. Elles font rendre, quand on les boit pour de certaines maladies, une grande quantité de glaires, ou du moins elles les diſpoſent à ſortir par l'action du moindre purgatif,

& quelquefois d'un simple lavement ; elles remettent l'appétit, & la digestion, & elles redonnent des forces, & souvent de l'embonpoint.

3°. Elles donnent au sang une constitution plus vive, plus forte, plus élastique ; ce qui se prouve par les couleurs qu'elles procurent à la plupart des filles *clorosiques*, par l'inspection de leur sang lorsqu'elles ont pris des eaux un certain tems : on s'apperçoit aisément qu'il est devenu rutilant, vif, quelquefois comme celui des pluréciques ; ce qui est encore indiqué par l'effet qu'elles produisent sur le sang extravasé : car elles le raréfient ; & lorsqu'on fait bouillir le mêlange d'eau minérale & de sang, ce dernier ne se coagule point, comme cela lui arrive avec toute autre eau : la fiévre légere & salutaire que les eaux excitent, est encore une preuve de la même propriété.

4°. Nous leur avons vû, entre mille cas que nous pourrions citer, redonner la souplesse & le mouvement à des membres, des jambes & des bras, qui étoient dans une sécheresse extraordinaire & en convulsion depuis des années entieres, & davantage; dissiper des dépôts de lait dans plusieurs parties du corps, & dans les mammelles; fondre quelques tumeurs, aux aines, au dos, sous les aisseles, & au col; cicatriser de vieilles fistules sans carie & avec carie, dans tous les os du corps humain, depuis le pied jusqu'à la tête, aux orbites, au palais, dans les narines, dans les oreilles, à la nuque, au col, à l'épine du dos, aux côtes, au sternum, à l'os sacrum, aux os innominés, & à tous ceux des extrémités; sans parler de ce que nous leur avons vû faire sur des maladies internes.

5°. Enfin nous avons éprouvé,

que les concrétions de la bile ou les pierres de la vésicule du fiel, les tumeurs skirreuses, certaines espéces de pierres des reins & de la vessie, étant mises à tremper dans ces eaux, diminuent à la longue, & se dissolvent du moins en partie : nous avons observé qu'elles se mêlent avec le pus, mieux que l'eau commune, ainsi qu'avec la lymphe, & surtout avec le lait, qu'elles ne caillent pas, même par l'ébullition, & qu'elles rendent plus propre à résister à l'action des acides ; mais ces dernieres expériences n'étant, ni aussi décisives, ni aussi multipliées que les observations faites sur le corps vivant, c'est aussi aux premieres que nous nous en tenons.

Il n'est personne qui n'en conclue, qu'elles indiquent que nos eaux peuvent être très-salutaires aux Ecrouelleux : l'évenement confirme cette idée, à bien des égards ;

mais l'expérience nous ayant appris qu'il y a des écrouelles qui résistent à nos eaux, & que celles qu'elles guérissent sont sujettes à des récidives, nous avons crû qu'il falloit leur joindre un autre remède.

Les Frictions mercurielles.

Nous n'avons pas été long-tems à nous déterminer; le mercure s'est bientôt présenté à nous, comme ayant les qualités nécessaires pour faire le complément à nos eaux. Instruits par *Warton*, qui dit que *frequenter strumæ evanescunt mercurii salivatione*; & par *Amatus Lusitanus*, qui en a guéri *inunctione mercurii*; rassurés d'ailleurs contre l'opinion de bien des Auteurs, qui n'en disent pas un mot dans le traitement des écrouelles, par celle de tant d'autres qui ne cessent de vanter l'usage du mercure doux, & des autres préparations mercurielles, nous nous sommes déterminés pour les frictions : non que le mercure ou ses préparations prises intérieurement ne nous ayent paru avoir quelques bons succès ; mais c'est que nous avons crû qu'introduit immédiatement dans le tissu de la peau, il agit plus efficacement.

Nous ne doutons pas que pris intérieurement, & appliqué extérieurement, il ne puisse entrer dans les voies de la circulation, ou dans les artères & les veines qui tiennent au cœur ; mais à dire vrai, il semble que s'il y entroit comme on le pense communément, il devroit s'accumuler dans les ventricules du cœur, & y causer bien des ravages : or comme nous n'avons jamais vû ce cas, & que des Auteurs que nous nous rappellons, il n'en est qu'un cité dans le Dictionnaire de Médecine, qui dit avoir trouvé le mercure ainsi accumulé dans le cœur, comme d'autres qui l'ont trouvé dans des cavités osseuses, & comme

comme *Cheine* qui l'a apperçu sur la peau même; nous sommes portés à croire que ce minéral agit très-souvent, sans entrer dans la cavité des vaisseaux, & en passant d'un lieu à un autre, dans la substance cellulaire & les interstices.

Le mercure confondu avec les humeurs dans les vaisseaux, s'accumuleroit comme dans une bouteille dans laquelle on le mêleroit avec du sang, & qu'on secoueroit, sans faire un changement notable sur le même sang, comme on peut l'éprouver. Ce que le mercure fait dans une bouteille, il le feroit dans un vaisseau sanguin ou dans un lymphatique; les veines ne sauroient le faire mouvoir, & les arteres ne l'empêcheroient pas de se joindre à celui qui arriveroit de nouveau: encore une fois n'étant pas miscible avec les humeurs, & étant d'une pesanteur spécifique si différente de la leur, il s'accumuleroit: on auroit beau l'avoir divisé ; dès que deux parties de ce minéral circuleroient dans le même vaisseau, elles se joindroient, ou dans le tronc ou dans les ramifications.

Au lieu qu'en supposant qu'il passe d'une cellule à l'autre, qu'il va & vient en parcourant les mêmes routes, dans lesquelles il est aussi gêné que lorsqu'il est entré, il paroît sensiblement qu'il doit faire une grande quantité de compressions, qui seront comme autant de petites ligatures qui étrangleront les vaisseaux, & qui en augmenteront l'action. Il agira sur la substance cellulaire, en la comprimant, en l'étendant, en donnant à ses couches une grosseur égale, & en facilitant les voies à celles qui doivent se former de nouveau : il brisera si l'on veut les concrétions qu'il rencontrera ; mais son effet principal sera toujours d'exciter un mouvement comme fébrile dans les derniers capillaires, qui ſont ceux qui doivent fournir la matiere de la nutrition, & que nous croyons être dans les Ecrouelleux dans un état d'inertie, d'abbatement & d'amaigriſſement pareil à celui qui ſe trouve dans l'eſtomac; ou pour mieux dire, qui fait lui-même la ſécheresse, la délicateſſe & la foibleſſe des viſceres.

Quoi qu'il en ſoit de toutes ces queſtions, qui tiennent plus qu'on ne pourroit le penſer à de grandes recherches ſur l'œconomie animale, il eſt évident que nos eaux & le mercure s'aident mutuellement, & que l'effet que ces deux cauſes produiſent doit être bien plus aſſuré; joint à ce que chacun agit à ſa maniere, chacun combat la maladie ſelon ſes forces.

Les eaux, outre ce que nous en avons dit, agiſſent à titre de menſtruë, qui diſſout les concrétions que le mercure a briſées,

& elles les emportent avec les excrétions générales. Ce qu'il y a encore de plus notable, c'est qu'elles s'incorporent avec la lymphe nourriciere, qui s'étend avec aisance dans les espaces que le mercure a parcourus : ce qui fait penser ainsi, c'est que les eaux augmentent dans tous les ulcères la suppuration, ou le travail de la cicatrisation ; elles épaississent en même-tems le pus, & le rendent plus égal, plus liant, plus propre à réparer les pertes, ou à coler les parties les unes aux autres : c'est ce qui fait la qualité vulnéraire si connue dans ces eaux.

Or ce qui se passe dans un ulcère évident, se passe de même à peu de chose près dans toute sorte de maladies : les parties se relâchent, elles acquierent leur mouvement naturel ; les tumeurs qu'elles contiennent se dissipent, parce qu'il s'y fait une sorte de cicatrisation, qui commence par des fontes ou par une ſuppuration qui diſſipe la matiere des *arrêts* que les excrétions emportent, & qui donne occaſion à l'épanchement d'une matiere plus louable, qui doit ſuccéder à celle qui s'en va.

Ainſi, guérir un Ecrouelleux, c'eſt, pour donner un autre face à ce dont nous parlions ci-deſſus au ſujet des premieres voies, c'eſt enfin mettre en ſuppuration inſenſible preſque toutes les couches du tiſſu cellulaire, dont la ſubſtance eſt mal conſtituée, & réparer les pertes, ou remplacer les exfoliations ; c'eſt ce que nos eaux font par le ſecours du mercure.

Remarquez que l'un & l'autre de ces remédes s'oppoſent à l'effet de l'acrimonie acide que nous avons ſuppoſée dans le ſang des Ecrouelleux : les eaux l'embaument ; & le mercure lui donne une tournure bilieuſe, qui le fait pencher du côté de la pourriture plutôt que vers l'acidité, comme l'odeur fétide de ceux qui salivent, le fait seule assez voir.

Tout concourt à rendre l'alliage de ces deux remédes, si efficaces par eux-mêmes, bien plus recommandable; ils s'aident mutuellement, comme nous l'avons déja dit : les eaux diminuent la férocité du mercure, & rendent ses effets plus durables, en fournissant un baume qui répare toutes les pertes que le poids, la sécheresse & l'action du minéral occasionnent; elles facilitent la digestion, & remettent les excrétions, en nourrissant les vaisseaux à proportion qu'elles leur donnent les dispositions favorables aux évacuations; ce qui fait que ceux-ci conservent long-tems le pli qu'ils reçoivent, & qui s'oppose à des rechutes.

Le Régime.

Nous ne nous sommes pas bornés

pour le traitement des Ecrouelles à l'application des médicamens dont nous venons de parler : nous ſentions bien, & tous les Auteurs ſont de même avis là-deſſus, qu'il y avoit beaucoup à attendre du régime, ainſi que de l'uſage des choſes non-naturelles.

Quant au régime, certains Auteurs le demandent *deſſicatif.* Il peut en effet convenir dans la diſpoſition mollaſſe & foible de quelques Ecrouelleux ; mais il faut ſouvent employer les incraſſans & les adouciſſans : il y a enfin à cet égard bien des réflexions à faire, qui s'oppoſent à l'établiſſement d'une loi générale ; c'eſt au Praticien à ſe retourner ſuivant l'occaſion qui ſe préſente : nous nous contenterons de placer ici quelques remarques au ſujet des médicamens, qui ſemblent combattre directement l'acrimonie acide qui ſe trouve établie dans les estomacs de la plûpart des Ecrouelleux.

Il paroît d'abord que le lait ne convient pas dans cet état d'acrimonie, ce qui joint à ce que nous avons dit ci-dessus de son usage, devroit le faire exclure dans le traitement des Ecrouelles; mais il faut avouer, qu'il passe quelquefois à merveille, malgré l'acidité des sucs des premieres voies: peut-être même cette acidité est-elle nécessaire pour la bonne digestion des laitages; ce qu'il y a d'assuré, c'est encore une fois, qu'ils passent quelquefois très-bien.

Le meilleur reméde que nous avons trouvé pour l'empêcher de déranger la digestion, c'est de le mêler avec nos Eaux: ce mêlange purge souvent les premiers jours; mais dans les suites il se digere à merveille par des estomacs qui ne peuvent supporter que ce mêlange: il y en a qui sont dans ce cas;

& c'eſt alors qu'on eſt obligé d'avoir recours au lait, non comme médicament, mais comme aliment.

C'eſt toujours malgré nous que nous l'employons : nous lui préférons autant qu'il ſe peut les farineux fermentés, & les ſucs des viandes légeres ; mais nous ſommes quelquefois réduits au lait, & cela parce qu'il faut pour que la digeſtion ſe faſſe bien, non-ſeulement un certain rapport entre les humeurs de l'eſtomac & l'aliment dont on ſe nourrit, mais encore entre ce même aliment & les forces de l'eſtomac.

Les acides dominent dans les eſtomacs des enfans, ou dans celui de quelques adultes dont les forces digeſtives ſont auſſi débiles : cependant on riroit d'un *Boërhavien*, qui fidéle à ſes principes, viendroit propoſer dans ces cas des viandes tendantes à la pourriture, du sanglier, du gibier, des alouëtes, parce que M. *James* très-scrupuleusement attaché à cette doctrine des acrimonies, auroit dit dans son Dictionnaire, que l'*alouëte faisant beaucoup d'exercice, ses sels volatils doivent être exaltés & ses sucs alkalescens.* Les absorbans sont alors les principaux remédes, parce qu'ils agissent, comme nous l'avons remarqué, en réveillant le ressort de l'estomac, ainsi que les esprits volatils huileux *de Silvius Deleboé* bien ménagés, dont nous avons vû de fort bons effets, précisément dans des cas de tumeurs froides & d'épanchement de lait.

D'ailleurs le lait convient pendant l'usage des frictions mercurielles : nous l'employons quelquefois; mais nous le quittons le plutôt qu'il est possible, pour en venir aux alimens, que l'habitude du malade, le goût & les circonstances qu'on ne peut pas prévoir, indiquent au Praticien. Nous ne saurions, par exemple, jamais consentir à ce qu'atteste *Dionis*, que *les Enfans qui vivent de légumes & de fruits, sont presque tous Ecrouelleux :* nous pouvons certifier, sans prétendre être du nombre des *Pytagoriciens* aussi rigides que Messieurs *Hecquet* & *Cheine*, avoir observé, que les légumes, surtout les choux, sont fort bons pour les Ecrouelleux ; ne fut-ce que parce qu'ils tiennent le ventre libre. Nous avons aussi vû plus d'une fois, que le grand usage des châtaignes & des raisins les soulagent beaucoup, en dissipant les embarras d'entrailles, en calmant des fievres & des toux opiniâtres, & en procurant de l'embonpoint.

Enfin nous avons vû des gens qui regardoient la rhue comme spécifique pour les Ecrouelles, & *qui en nourrissoient* (pour ainsi dire) les Ecrouelleux les années entieres ; &

nous avons appris à n'en pouvoir douter quelque bon effet de cette Plante, dont les Anciens avoient fait la base du Mithridate, & que tous les Auteurs recommandent comme alexipharmaque contre le *phlegme*, & les *tumeurs froides* & *pituiteuses*, mais que nous ne regardons point comme spécifique, parce que nous avons vû que ceux qui l'employent comme telle se trompent souvent.

Le changement d'Air.

Rien ne nous paroît plus utile aux Ecrouelleux que le changement d'air & d'habitudes : les habitans des villes doivent toujours se flatter de trouver dans l'air de nos Montagnes un reméde, qui produira d'heureuses révolutions sur la machine ; l'exercice qu'on y fait, les objets qui s'y présentent, les alimens moins déguisés par l'art dont on y use, la vie libre qu'on y mene, tout concourt à favoriſer ces révolutions, dont nous pourrions rapporter des exemples ſans nombre; outre qu'il eſt important d'uſer de nos Eaux à leur ſource.

Ce qu'il y a de ſingulier, c'eſt que quoique l'air de nos Montagnes convienne aux habitans des villes, celui des villes ne convient pas à nos Montagnards, qui étant devenus Ecrouelleux dans leur air natal, devroient naturellement ſe flatter de trouver un remede dans un air différent du leur; mais celui des villes eſt pour eux ſi peu convenable, les alimens dont on les nourrit ont ſi peu de rapport avec leur eſtomac, les mœurs mêmes des villes les tiennent dans un état ſi éloigné de celui qui leur eſt propre dans leurs hameaux, qu'ils ne ſauroient le ſupporter : nous en avons vû pluſieurs qui ſont tombés malades par cette raiſon ſeule, qu'ils étoient dans des villes, leur ennui aggravant singulierement leurs maux. Les Ecrouelles même se déclarent quelquefois en peu de tems dans des Montagnards devenus habitans des plaines, tandis qu'ils se portoient fort bien chez eux. Contentons-nous de quelques observations à ce sujet, qui ne laisse pas d'être fort important.

1°. Les cadets de certaines bonnes Maisons de Paysans de nos Montagnes, se destinent ordinairement à l'état Ecclésiastique; le séjour qu'ils font en conséquence dans les villes, change quelquefois leur tempérament d'une maniere si remarquable, qu'ils sont constamment, ou les seuls Ecrouelleux de la famille, ou du moins les plus foibles, tandis que leurs freres qui vivent les six mois de l'année sur les Montagnes sous de simples cabanes, sujets à toutes les injures du tems, se portent mieux qu'eux.

2°. Nos Vieillards ont observé, que depuis que les mœurs des Montagnards deviennent plus douces, & plus ressemblantes à celles des villes, ils deviennent eux-mêmes plus foibles, plus timides, plus sujets à un grand nombre d'infirmités qu'ils ne connoissoient pas même autrefois, & notamment aux Ecrouelles.

Il y a des cantons entiers, où les hommes ont évidemment dégénéré, depuis qu'ils se sont interdits les danses & les jeux de force, la paume, & les autres violens exercices; la race de ces anciens *Cantabres* si redoutables aux Romains s'est perdue.

3°. Entre plusieurs exemples que nous pourrions rapporter, nous nous contenterons d'observer ce qui est arrivé l'année derniere à un enfant qu'une Princesse prit en affection à Bareges. Il couchoit sur la dure, ou tout au plus sur le gazon qu'il partageoit avec les Brebis. Il n'avoit pour vivre que le peu de mauvais pain, que ses parens pauvres pouvoient lui fournir, avec quelques verres de petit-lait, souvent fort aigri. Il s'avisa de mendier; il frappa tout le monde par sa candeur, & par ses saillies naturelles : il mérita les bontés de la Princesse ; mais il en a peu profité : car depuis qu'il a été placé comme il faut, couché à son aise, nourri mollement, & qu'on lui a donné les premiers principes d'éducation, il est devenu très-malade : son foie & son mésentere se sont engorgés, les Ecrouelles se sont décidées; il est aujourd'hui mort ou mourant. Cette révolution s'est passée dans un an : car il se portoit à merveille l'année passée, & paroissoit plus vigoureux & plus sain que ses freres ses aînés, qui sont aujourd'hui très-forts, quoique les Ecrouelles ne laissent pas de se faire entrevoir chez eux.

C'eſt un mauvais ſervice à rendre à nos Montagnards que de leur changer la nourriture, & de leur preſcrire des exercices nouveaux pour eux : ceux qui s'attendriſſent ſur leur ſituation, en les voyant mal couverts, mal logés, mal nourris, toujours ſur des rochers eſcarpés, ne connoiſſent pas la valeur réelle de cet état. Il approche plus de celui qui eſt naturel à l'homme, que celui des habitans des villes ; la multiplicité des ſenſations que ceux-ci éprouvent, leurs coutumes, leur maintien, leurs occupations, leurs alimens, tout les tient dans une gêne, qui arrête le cours des mouvemens néceſſaires pour exécuter pleinement toutes les fonctions.

Il arrive aux humeurs des Montagnards qui paſſent dans les villes, ce qui arrive à l'eſtomac des enfans qu'on ſurcharge de viande ; il s'y décide une ſorte de putridité, qui est la cause de mille infirmités.

La solidité, le poids, la lourdeur des alimens pâteux dont nos Montagnards se nourrissent, & qu'on peut comparer au pain grossier de Westphalie, dont *Hofman* a parlé, sont nécessaires pour exciter leurs forces digestives; ils languissent lorsqu'on leur donne quelque chose de plus léger : il est vrai qu'il leur arrive de faire des digestions qui les rendent sujets aux Ecrouelles ; mais la difficulté même qu'ils ont à digérer, suspend le développement du virus Ecrouelleux, ou paroît en fixant les oscillations vers l'estomac, les empêcher de se porter irréguliérement vers le systême glanduleux.

Quoi qu'il en soit, on ne doit pas toujours se flatter de faire une révolution heureuse dans le corps de nos Ecrouelleux des Montagnes, en les transportant dans les villes ; mais comme il est bon de les distraire de leurs occupations ordinaires, au moins pendant le tems du traitement de leurs infirmités, il convient de les faire voyager de vallée en vallée, d'une source à l'autre : il est de fait, que celle auprès de laquelle ils sont nés, quoique semblable à celle qu'ils iront prendre un peu loin, leur est moins utile ; tout ce qui a un air d'habitude n'est plus un objet de sensibilité.

Ceux qui ont tant recommandé l'usage des remédes que chaque pays fait naître, n'ont pas assez senti la nécessité, ou l'utilité de ces maximes : d'ailleurs nos Montagnes sont pour celui qui les connoît bien un petit monde, où l'on trouve tous les climats dans la même saison.

Récapitulation.

On voit par-tout ce que nous venons de dire, que nos principaux remédes dans les Ecrouelles sont les *vomitifs, les purgatifs, les absorbans, le quinquina, les anti-scorbutiques, les frictions mercurielles & les Eaux Bonnes, ou celles de Bareges :* le Mercure & les Eaux sont sans doute les principaux ; les autres ne sont faits que pour aider & modifier leur action. Il n'est pas possible de prescrire exactement la dose, la durée & les différentes combinaisons qu'on peut faire de tous ces remédes.

On réussira souvent avec les Eaux en bain, en douche, ou bien intérieurement, ou de toutes ces trois façons, & avec des frictions locales ou générales, avec ou sans salivation, suivant les cas que la prudence du Praticien doit distinguer.

Nous observerons seulement en passant, que comme le dit *Hofman* dans sa Dissertation sur le Mercure, *plurimorum timiditate præposterâ, præcipuè in determinandis medicamentorum dosibus, fit, ut morborum chronicorum pertinacia adeò rarò devincatur medicamentorum efficaciâ, quæ quidem adeò parcè datis, ut plurimùm nulla est.* Cette remarque générale suffira par rapport à tous les autres remédes; mais nous ajouterons au sujet des Eaux, que les craintes de ceux qui en défendent l'usage intérieur ou extérieur, ou qui du moins le bornent à de très-petites doses, viennent de l'inexpérience : on ne prend plus ces Eaux en tremblant & en tatonnant; on en use aujourd'hui très-communément en boisson ordinaire, en bain, en douche & de toutes les façons.

Ceux qui sçavent les manier, ne craignent pas leurs mauvais effets, & ne regardent pas sur ce pied la chaleur qu'elles donnent quelquefois, & la vivacité qu'elles apportent dans le sang; ce sont des changemens nécessaires, pour que les

Eaux ayent quelque effet : tant il est vrai, que comme nous l'avons indiqué, il faut pour guérir une maladie chronique telle que les Ecrouelles, retourner pour ainsi dire un tempérament ; imiter la Nature qui s'ouvre quelquefois des voies, au moyen desquelles l'action du virus Ecrouelleux est sans effet ; développer la constitution bilieuse du sang, puisque c'est elle qui fait que les Ecrouelles sont plus rares dans les adultes. *Warton* a remarqué, comme nous l'avons indiqué ci-dessus, que *Strumosi matrimonio curantur, quia succus albumini ovi similis*, (qu'il croit être la cause des Ecrouelles) *ad testiculos vergit*. Quoi qu'il en soit de cette explication, il est assuré que la révolution qui suit le mariage est salutaire, & qu'on peut dire dans bien des cas, au sujet de cette maladie, ce que disoit *Hippocrate* (*de Virginum affectibus*) : *Ego in pero Virgines his morbis affectas, quàm citissimè cum viris conjungi.*

Nous avons aussi recours pour combattte les Ecrouelles, outre le changement d'air & le régime, à un reméde ou une manœuvre que les Anciens mettoient en usage aussi souvent, & avec aussi peu de ménagement, que les modernes l'employent rarement; c'est l'application des cautères, qui supplée quelquefois à bien d'autres remédes, & qui augmente ou assure souvent leur action.

Les rapports de notre Méthode avec celle des bons Praticiens.

Les Auteurs qui recommandent les sudorifiques, avoient en vûe une indication que nous remplissons avec nos Eaux, auxquelles nous ne croyons pas qu'on peut substituer les ptisanes sudorifiques ni l'eau de goudron, ne fût-ce que par rapport à la grande quantité que nous sommes d'avis qu'on en prenne; sans parler des bains, de leurs degrés de chaleur, *&c.*

Les Professeurs de Montpellier, qui voulurent il y a plusieurs années employer les frictions mercurielles pour les Ecrouelles, trouverent des inconvéniens que nos Eaux préviennent ; sur quoi nous en appellons à l'expérience.

Morton, qui prétend que *scrophulæ curantur longo usu medicaminum balsamicorum, mercurialium, millepedum, Chalibeatorum, & præcipuè aquarum mineralium*, ne différe de notre opinion que par la nature des Eaux minérales que nous proposons, & par l'usage des martiaux, que nous ne croyons pas être un reméde approprié aux Ecrouelles, parce qu'ils donnent en général trop de ton, & que nous avons éprouvé qu'ils portent à la poitrine des Ecrouelleux ; c'est ce qui arrive à nos Eaux de *Bannieres*, qui sont salées

lées & vitrioliques, & que bien des gens croyent bonnes pour les Ecrouelleux : opinion à laquelle nous ne sçaurions nous rendre, parce que quoi qu'on puisse dire, nous avons observé qu'elles augmentent les tumeurs, les arrêts aux viscères, la fiévre & la sécheresse des Ecrouelleux, quoique d'ailleurs elles pussent leur être favorables à certains égards, en vuidant bien les premieres voies.

Quant aux Cloportes, quoique *Wiseman* les mette au rang des spécifiques pour les Ecrouelles, nous avouons que nous les avons toujours employés sur l'autorité des Auteurs, sans observer des changemens bien notables, peut-être parce que nous les donnions à trop petite dose.

Ruland employoit beaucoup pour les Ecrouelles le soufre, son *baume & son hüile de soufre* : il rapporte avoir fait de fort belles cures; &

il nous paroît que le soufre fait sur le sang & sur l'organe de la peau le même effet que nos eaux, qui sont elles-mêmes sulphureuses ou bitumineuses, ou qui, du moins, ont tant de qualités par lesquelles elles approchent de ces minéraux.

Dioscoride recommandoit pour les tumeurs écrouelleuses, les cendres d'écorce de saule ; *Lotichius*, une emplâtre avec le souffre, le creçon & la moutarde ; *Amatus Lusitanus*, un onguent avec l'encens, le mastic, le poivre. On voit que tous ces remédes ont du rapport avec les nôtres, & que les effets qu'ils doivent naturellement produire prouvent, vû les succès qu'on en a éprouvés, l'existence de la disposition acide que nous avons supposé établir l'état écrouelleux dans le sang.

On peut conclure la même chose au sujet des feuilles d'aloës & de pêcher, que quelques-uns ont conseillées, ainsi qu'à l'égard de la scrophulaire, que *Baillou* a prétendu être *naturæ humoris scrophulosi*, dont les Chimistes ont dit qu'elle contient du sel volatil & de l'huile, & dont nous nous servons quelquefois en décoction, tant sur ce que les Auteurs en disent pour les Ecrouelles, que parce qu'il y en a qui prétendent, qu'elle emporte étant bouillie avec le sené que nous employons souvent, la mauvaise odeur de ce purgatif, & qu'elle empêche ses effets pernicieux. Nous finirons cet article, en rapportant une recepte avec laquelle *Valleriola* traitoit les Ecrouelles.

R. *Radic. Turpet. gumm. hermodact.*	aa. drag. ij.
Rad. utriusq. scrophular.	onc. j.
Radic. angelic. major.	drag. ij.
Folior. orient.	onc. j.
Scamon. crud.	scrup. iv.

Fiat ex omnibus pulvis, & cum ſirup. roſar. pallid. S. Q. maſſa pilul.

Cujus doſis ad drag. ij addendo cuilibet, mercur. dul. gr. xx.

Voyez quelle activité ces pilules doivent avoir, & remarquez en même tems, qu'elles rempliſſent les mêmes indications que nos eaux, le mercure, les purgatifs & le quinquina, & qu'elles ne ſauroient le faire auſſi ſûrement, pour des raiſons qui ſe préſentent très-naturellement.

Ce ſont-là les réflexions précieuſes des vrais Maîtres de l'Art, que nous diſions au commencement devoir être recueillies avec ſoin: c'eſt par ces réflexions que nous prétendons appuyer notre méthode, que l'envie de nous ſingulariſer ne nous fera jamais regarder comme abſolument différente au fonds de celle des grands Praticiens; mais qui paroît avoir bien des avantages, une étendue & une ſimplicité qui doivent la faire préferer : établissons sa sûreté.

PREMIERE OBSERVATION *de Pratique.*

Un Espagnol dont le pere ni la mere n'avoient jamais eu de maladie vénerienne, agé de ving-ans ou environ, & qui avoit depuis l'âge de quinze des tumeurs indolentes au col & aux viscères du bas-ventre, & outre cela, un gonflement aux os du carpe, & un ulcère avec carie aux vertébres des lombes; qui étoit maigre, sec, avec les yeux chassieux, & les gencives calleuses, sujet à des dévoyemens passagers, à la fiévre & même à la toux de tems en tems, qui étoit d'ailleurs sans appétit & sans force, & qui avoit été traité en Espagne où l'on avoit fait inutilement toute sorte de remédes, jusqu'à lui ouvrir des cauteres qu'on avoit ensuite laissé fermer, vint aux eaux *Bonnes*, où il prit les eaux en boisson ordinaire, en douche, en injection, & de deux jours l'un en bain, avec des frictions mercurielles de six gros d'onguent au tiers de mercure, faites au sortir du bain au col, sur les hipocondres, au dos & aux poignets, & des bols purgatifs avec le jalap & le mercure doux une ou deux fois la semaine. Le traitement dura près de trois mois, au bout desquels tous ces simptômes eurent disparu : le malade fut mis à l'usage du lait avec les eaux pendant quelques jours; il mangea ensuite, reprit des forces, & partit quelque tems après parfaitement guéri : il n'a point eu de rechute. Cette observation a été faite il y a trente ans.

II. OBSERVATION.

Un enfant agé de douze ans, d'un tempérament très-délicat, & qui avoit été nourri du lait d'une femme enceinte, avoit depuis l'âge de six ans les yeux fort chassieux & larmoyans, les jouës élargies, les glandes du col fort gorgées & douloureuses, un ulcère qui résista aux remédes ordinaires à la partie postérieure de l'oreille, le ventre bouffi, les extrémités amaigries, un fonds de fiévre lente, avec un dérangement d'appétit singulier, & des indigestions qui finissoient par des dévoyemens souvent céreux & fétides, & qu'on traitoit depuis longtems par les secours ordinaires : il fut envoyé à *Bareges* seulement pour l'ulcère; on prit tous les éclaircissemens nécessaires sur la conduite de ses parens, on ne trouva rien de suspect : on mit le malade à l'usage des eaux & des bains tempérés; on lui donna des frictions de trois jours l'un & de demi once chacune, avec l'onguent fait à moitié, en le baignant les deux autres; on lui donnoit de légers absorbans presque chaque soir, on le purgeoit toutes les semaines, on le nourrissoit de potage & de lait : on parvint enfin à la longue à guérir la fiévre, dissiper les tumeurs, rétablir les yeux, cicatriser l'ulcère, & rendre la souplesse au ventre, & l'embonpoint aux membres. Cet enfant a eu depuis la petite vérole : il lui est arrivé des accidens, des chutes & des plaies dont il est très-bien guéri, & il se porte fort bien depuis plusieurs années.

III. OBSERVATION.

Une fille agée de 20 ans, née dans un de nos villages des montagnes des plus élevés, qui eut dès l'âge de quinze ans les pâles couleurs, devint bientôt après sujette à un vomissement presque habituel ; il fut suivi d'une tumeur indolente à une des mammelles, d'une pareille à la région de la matrice, & de plusieurs autres au col : elle avoit outre cela la phiſionomie plombée, les lévres groſſes & violettes, les gencives délabrées & fétides, les yeux ternes, une groſſeur à l'articulation du doigt indice avec le métacarpe, & une enflure aux pieds : elle fut traitée fort inutilement juſqu'à ce qu'elle allât aux eaux *Bonnes*, où elle prit les eaux en boiſſon ordinaire, ne vivant preſque que de pain & de fromage grillé, ſe purgeant deux fois la ſemaine avec le jalap, le quinquina & les abſorbans, ſe baignant une fois par ſemaine ſeulement, & ſe frottant elle-même deux fois avec ſix gros d'onguent mercuriel fait à la moitié, & diſtribué entre le ventre, la mammelle, le col & le doigt : elle vécut ainſi pendant deux mois, au bout deſquels elle reprit des forces, & ſes tumeurs diſparurent ; mais comme ſes aigreurs d'eſtomac & ſes vomiſſemens avoient réſiſté, l'Ipecacuanha fut placé deux ou trois fois, qu'on appuya avec le quinquina : les regles qui avoient cessé pendant la formation des tumeurs, ayant reparu, la malade fut très-bien guérie, sauf sa tumeur au doigt, qu'elle emporta la saison suivante aux eaux *Bonnes* avec des frictions mercurielles locales.

IV. OBSERVATION.

Un jeune homme agé de 20 ans, d'un tempérament mélancolique, & qui étoit extrêmement sec & un peu jaune, eut vers l'âge de quinze une douleur au côté droit, avec des coliques convulsives qu'on guérit par les remédes ordinaires; il parut quelque tems après des tumeurs au col, qui augmenterent peu-à-peu jusqu'à la grosseur d'un œuf de pigeon chacune: il eut outre cela une espéce de tumeur à l'olecrane, qui suppura & fit un ulcère; ses yeux devinrent très-chassieux, & il fut traité par de bons Maîtres qui ne ſongerent jamais au mercure, parce qu'ils ne trouverent rien qui pût fonder leurs ſoupçons à cet égard; mais l'ulcère ni les tumeurs ne guériſſoient point: il fut préparé avec des apozêmes légerement antiſcorbutiques, précédés de l'Ipécacuanha & de quelques purgatifs; on lui fit prendre les eaux *Bonnes* tranſportées: les tumeurs groſſirent, il ſe déclara un autre ulcère au poignet; on continua les mêmes remédes, une des glandes vint à ſuppurer, & le doigt indice de la main s'engorgea: on fit prendre quelques bains aux eaux *Bonnes*, où le malade ne put pas reſter; on lui donna des frictions chez lui de deux jours en deux jours, de deux onces chacune avec l'onguent fait à moitié: on donna vingt frictions; le malade buvoit toujours les eaux *Bonnes*, & vivoit de potage: enfin il fut envoyé à *Bareges* pour y prendre les eaux, les douches & quelques bains, &

les tumeurs disparurent totalement, ses ulcères se cicatriserent; il prit de retour chez lui des apozêmes avec un nouet de rubarbe & de quinquina ; ce qui remit ses forces & son embonpoint.

Traitement particulier des différens états des Ecrouelles.

Les loix générales peuvent induire à erreur dans la pratique de la Médecine & de la Chirurgie ; il est important de spécifier les cas & leurs différences. Ceux qui convaincus de la bonté de la méthode que nous proposons, croiroient pouvoir guérir toute sorte d'écrouelles avec nos eaux, le mercure & nos autres remédes, risqueroient de se tromper dans l'application qu'ils pourroient en faire : la dose des remédes qu'il faut donner, la façon de les administrer, & les différens mêlanges qu'on peut en faire, exigent des connoissances & des précautons.

ſingulieres; outre-cela, il eſt eſſentiel de ne pas entreprendre le traitement de toute ſorte d'Ecrouelleux.

En un mot il y a des regles importantes que la pratique ſeule apprend, & que nous allons tâcher d'expoſer du mieux qu'il ſera poſſible. Bien des gens pourroient s'imaginer que rien n'eſt ſi aiſé; mais les vrais Praticiens connoiſſent la difficulté qu'il y a à mettre chaque obſervation à ſa place, à en conclure ce qu'il faut ſeulement, & même à expliquer ce qu'on ſent ſoi-même: eſſayons de rendre ce que les malades nous ont appris ſur des matieres dans leſquelles les Auteurs nous ont manqué.

Nous trouvons dans toute ſorte d'Ecrouelles trois *états* différens, quels que ſoient l'âge & le tempérament de ceux qui en ſont atteints.

Elles ſe réduiſent à une ſorte de *diſpoſition écrouelleuſe encore cachée ou peu décidée*, qu'on ne distingue que lorsqu'on est vraiment connoisseur, ainsi que les premiers dégrés d'une fiévre lente ; c'est-là ce que nous nommons le premier *état*, ou le premier *tems* des Ecrouelles.

Ou bien elles se *développent* actuellement, elles se montrent, leurs symptômes augmentent ou se décident ; on peut les comparer à ces maladies aiguës, qui sont au point que les Anciens nommoient *perturbatio critica* : la dépuration du sang se fait, pour nous exprimer comme *Sidenham* ; les malades qui sont dans cet état, ont quelque rapport aux filles qui sont au moment d'avoir leurs regles pour la premiere fois ; c'est-là ce que nous appellons le deuxiéme *état* des Ecrouelles.

Elles sont enfin bien déterminées, bien caractérisées ; tout le monde les reconnoît ; elles n'augmentent ni ne diminuent au moins pour l'ordinaire ; & c'est-là leur troisiéme état par lequel nous croyons devoir commencer, parce qu'il apprendra à connoître les bornes des deux autres.

Le troisiéme état des Ecrouelles.

Cet état est le plus commun, ou du moins celui pour lequel les Médecins sont le plus consultés; il est généralement connu, & il importe, comme on va le voir, de le bien examiner.

V. OBSERVATION.

Une femme avoit depuis son enfance des tumeurs écrouelleuses au col, qui étoient bien caractérisées par les autres simptômes ordinaires: la malade vint à perdre ses regles par son âge, les Ecrouelles grossirent un peu; elles furent regardées comme une maladie nouvelle par des gens qui avoient oui parler de la vertu des eaux *Bonnes* & de l'action du mercure: la malade fut traitée par notre reméde, elle mourut dans le traitement, les tumeurs au col ayant suppuré.

Un homme naturellement sec & bilieux, qui avoit depuis long-tems des tumeurs écrouelleuses au col, devint sujet à de vives coliques, à la suite desquelles parut une tumeur fort considérable au mésentere : on soupçonna que c'étoient des glandes écrouelleuses, comme celles du col; on traita le malade par des apozêmes, des frictions mercurielles, & les Eaux de *Bareges* : il mourut hydropique très peu de tems après.

Nous avons encore vû périr par l'action des eaux *Bonnes* un enfant qui vivoit depuis bien du tems avec tout le mésentere skirreux, & le col plein de tumeurs écrouelleuses, ainsi qu'un jeune homme qui avoit le foie pris, & les glandes du col fort gorgées : enfin nous avons vû une femme qui avoit depuis long-tems des glandes au col, avec un skirre à l'uterus, & d'autres symptômes des Ecrouelles, périr au retour de *Bareges.*

Nous pourrions encore parler de bien d'autres que nous avons vû succomber au mêmes eaux & au mercure, administrés inconsidérément & sans méthode, pour des tumeurs aux mammelles, sous les aisselles, pour des caries & des ulcères écrouelleux, sans parler de ceux dont les tumeurs étoient internes.

Telles étoient les tumeurs écrouelleuses dont parle *Fabrice Hildan*, qui étoufferent un malade qui avoit le col pein de glandes, & qu'on traitoit avec les eaux de Baden; ainsi que celles d'un autre malade cité par le même Auteur, & qu'un Charlatan fit mourir en lui faisant des opérations sur des tumeurs écrouelleuses: telle étoit la tumeur à la rate, qu'on opéra contre l'avis de *Lotichius*; ce dont le malade mourut.

Rien n'est si grand, rien ne mérite tant d'être bien médité, rien enfin ne fait tant d'honneur à l'art de guérir, considéré comme il doit l'être, que ce qu'*Hippocrate* dit au sujet des cancers occultes, *non curati longius perdurant tempus.*

Le plus court parti qu'il y ait à prendre, est d'abandonner de certaines maladies à elles-mêmes; on a beau faire lorsqu'elles sont à un certain point, on ne sauroit en venir à bout. Ce précepte est plus important qu'on ne pourroit le croire; & il n'est pas douteux qu'étant bien entendu, il ne puisse sauver la vie à bien des Ecrouelleux, ainsi qu'à bien d'autres malades atteints de maladies chroniques, qu'on ne fait souvent qu'irriter par des remédes appliqués mal-à-propos.

Mais comment faire comprendre à bien des gens quel est le prix de cette modération? comment la concilier avec ce que tant d'Auteurs recommandent sur l'importance, & même la nécessité de certains remédes?

VI. OBSERVATION.

Nous fumes consultés il y a neuf ans, par une fille agée de vingt-cinq, qui depuis l'âge de quinze avoit des glandes au col, qui avoit toujours été mal réglée, dont le ventre se bouffit & se durcit ensuite, sans doute par des tumeurs au mésentere ou à la matrice, qui avoit les deux mammelles skirreuses, qui vomissoit presque tout ce qu'elle prenoit, qui avoit de tems en tems les extrémités inférieures fort enflées, la face bouffie, pâle & plombée, qui avoit perdu ses dents, craché du sang & des *purulences*, & qui enfin ne pouvoit uriner qu'en se sondant elle-même, ce qu'elle ne faisoit jamais qu'en se blessant & en rendant du sang avec l'urine.

Tout bien examiné, nous crumes qu'il étoit de notre prudence de ne point attaquer une pareille maladie : car par où commencer,

& comment s'y prendre? en un mo
nous conseillâmes à la malade d
vivre comme elle l'entendroit, san
pourtant faire aucun excès, & d'é
viter surtout toute sorte de don
neurs de remédes, de quelqu'éta
qu'ils fussent.

Qu'est-il arrivé? c'est que cett malade vit encore; elle va & vient elle travaille autant qu'il est possible avec les mêmes infirmités qu'elle a toujours: elle fait presque tous les jours du sang par les urines, en se fondant; elle crache, tantôt des matieres purulentes, tantôt du sang; elle a des accès de fiévre fort vifs de tems en tems, & avec tout cela elle vit, & nous ne doutons point qu'elle n'eût succombé aux remédes.

C'est après des expériences réitérées que nous sommes forcés de faire cet aveu, qu'il nous seroit bien aisé d'appuyer de plusieurs autres observations semblables. Nous avons, comme tant d'autres, en sortant des écoles, payé le tribut aux idées des Maîtres qui inculquent aisément leurs dogmes dans l'esprit des jeunes gens; ceux-ci viennent, s'ils sont sages, à découvrir dans la pratique combien ils sont loin de compte, avec le plan qu'ils s'étoient formé: nous avons enfin connu combien il est important de savoir distinguer, *quæ sunt artis*.

Ainsi notre premier soin, en voyant un Ecrouelleux, est d'examiner s'il est incurable, ou s'il n'est pas dangereux de le traiter.

L'âge du malade nous fixe d'abord à cet égard: il est assuré que si c'est un adulte, il guérit plus difficilement qu'une jeune personne; non pas que nous regardions *toujours* les adultes comme incurables, ainsi que *Wiseman*; mais c'est qu'en effet il faut toujours dans ces cas modérer son espérance, surtout lorsque les Ecrouelles sont anciennes.

D'ailleurs si c'est une femme qui n'est pas réglée, & dont on ne puisse pas se flatter de rétablir les régles, soit à cause de son âge, soit à cause de sa constitution, nous n'entreprenons point de la traiter.

Enfin quand même le malade seroit un enfant, si son mésentere est pris depuis long-tems, s'il souffre jusqu'à un certain point, s'il a la fiévre, & souvent le dévoiement, s'il est sujet à la toux séche & à des difficultés de respirer, avec les hypocondres élargis, la face pâle, & tout le corps fort maigre, nous croyons qu'il convient de ne pas lui administrer des remédes, & qu'il est *vraisemblablement* incurable; l'état d'enfance exige pourtant des considérations particulieres, dont nous parlerons tout à l'heure.

Au reste il convient de distinguer dans les maladies incurables, celles qui ne peuvent qu'empirer par un traitement quelconque, & dont on espere qu'abandonnées à elles-mêmes, elles ne tueront pas le malade, d'avec celles où le malade, est évidemment mort, si on ne lui fait des remédes.

Il est permis dans ce dernier cas de tenter quelque médicament: *extrema*, comme on dit, *extremis.* Il seroit bon cependant qu'on modérât la pente que bien des gens ont à éprouver de certains remédes, & à se conduire seulement par la Médecine & la Chirurgie *Rationelles.*

Quant à nous, nous croyons avoir fait tout ce qui convient, en distinguant avec attention les Ecrouelleux qu'il faut abandonner à eux-mêmes, d'avec ceux qu'on peut traiter avec espoir. Mais comme nous l'avons remarqué plus haut, l'expérience nous a convaincus, qu'il ne faut pas se déterminer trop tôt à regarder une maladie comme incurable, ou faite pour résister aux remédes & au régime ; ce qui se voit surtout dans les enfans Ecrouelleux : il y en a qui paroissent perdus sans ressource, & qui pourtant se remettent quelquefois sans aucune sorte de remédes.

Nous pourrions citer des observations de pareils malades , dont nous n'avons pas osé entreprendre le traitement , & qui ont repris par la suite des forces & de l'embonpoint : tant il est vrai , que la révolution du tempérament & *la mutation de l'âge puerile* , comme dit *Chauliac* expliqué par *Joubert* , font des effets surprenans sur les Ecrouelleux ; ce qu'il ne faut jamais perdre de vûe , & dont nous parlerons encore ci-après

Traitement palliatif du troisieme état des Ecrouelles.

Les remédes que nous ne croyons pas convenables dans ce cas , ne sont font que de ceux que nous nommons *curatifs*; mais les ſimples *palliatifs* conviennent ſans doute : le corps d'un Ecrouelleux décidé s'étant accoutumé aux ulcères , aux tumeurs & aux autres infirmités , il y auroit de l'imprudence à tenter une révolution impoſſible. Cicatriſer les ulcères , diſſiper les tumeurs, donner des fondans & des évacuans dans ces cas , c'eſt évidemment vouloir tuer le malade ; mais on peut le ſoulager , l'aider à ſupporter plus aiſément ſes infirmités , & empêcher qu'elles n'aillent en empirant : c'eſt ce que nous avons fait dans bien des occaſions , outre celle dont nous avons parlé (*Obſ. 6eme*)

VII. OBSERVATION.

Une Eſpagnole âgée de trente ans , avoit des tumeurs Ecrouelleuſes fort groſſes au col , du mal aux yeux , un Skirre au foie , une toux ſéche & vive , avec difficulté de se coucher sur le côté gauche; un gonflement au pied, & un ulcère à un des doigts de la main. Cet ulcère ayant rongé une phalange, & s'étant cicatrisé à la faveur des baumes ordinaires, la malade se croyoit en voie de guérison, lorsque ses tumeurs & son mal aux yeux augmenterent; ce qui fit qu'elle nous consulta: nous fumes d'avis, qu'après la saignée & quelques purgatifs, entremêlés avec la boisson de nos Eaux pendant douze jours seulement, la malade se fît ouvrir deux cautères, un à un bras, & l'autre à la jambe; dès-que leur suppuration fut en train, le mal aux yeux diminua, les tumeurs revinrent à leur premier état, & nous conseillames à la malade de s'en tenir-là, observant seulement de se purger de tems en tems.

VIII. OBSERVATION.

Une femme âgée de quarante-cinq ans, qui avoit depuis long-tems trois grosses tumeurs Ecrouelleuses au col, sans compter un goître considérable, & qui étoit d'ailleurs sujette à des attaques de vapeurs si vives, qu'elles gonfloient prodigieusement toutes ses tumeurs, vint à perdre ses regles, & devint depuis sujette à un asthme & un crachement de sang périodique ; ses glandes du col augmenterent même, & elle étoit dans une situation si triste, qu'on auroit dit qu'elle alloit étouffer à chaque instant.

Nous nous bornames à tâcher de la remetttre dans l'état où elle étoit avant d'avoir perdu ses regles : nous lui fîmes prendre les Eaux de *Bareges* seules pour l'asthme, après la saignée & quelques purgatifs, & nous ouvrîmes deux cautères ; ce qui diminua tous les accidens, & rendit les tumeurs aussi supportables qu'elles l'étoient depuis quinze ou vingt ans.

Ces deux exemples suffisent pour montrer, comment nous nous comportons dans le cas dont il est question : le régime, le lait & les cautères précédés de quelques doses de nos Eaux, sont alors nos secours. Nous prétendons augmenter les voies des excrétions par les cautères, & fournir moins de vivacité, de force & d'excrémens par le régime, en diminuant la quantité des alimens, & par l'usage du lait, dont les effets ordinaires qui sont l'affaissement & la foiblesse, sont favorables dans ce cas ; nous considérons les tumeurs Ecrouelleuses, comme faisant corps à part par rapport au reste des organes : il ne faut ni les agacer, ni les augmenter ; il faut tâcher d'empêcher les humeurs d'aller y aboutir en grande quantité, & les traiter comme un Skirre au foie, comme un calcul aux reins, comme des tubercules au poumon, en tenant les vaisseaux le moins pleins qu'il se pourra.

Remarquez que nous insistons plus sur le défaut de sang, de suc nourricier & d'excrémens, par lequel nous prétendons masquer, ou éluder, pour ainsi dire, la maladie, que sur les lavages & les délayans & tant d'autres remédes qu'on vante beaucoup, comme propres à remplir les indications que nous avons en vûe; & cela, parce que l'expérience nous a appris, que les remédes prétendus adoucissans irritent au lieu d'adoucir, & hâtent le cours du mal, au lieu de l'arrêter: ils gâtent les digestions; ils allument la fiévre, & bouleversent les excrétions, qui vont enfin aboutir à la partie affectée, comme nous le prouverons par l'observation suivante.

IX. OBSERVATION.

Un homme âgé de cinquante ans

avoit depuis plus de vingt quelques grosses tumeurs Ecrouelleuses au col : dès qu'il faisoit quelque débauche, dès qu'il se dérangeoit de sa façon de vivre, soit en buvant ou en mangeant plus qu'à l'ordinaire, soit *en prenant quelques matins de suite des lavages, des apozêmes & même du lait ;* enfin, dès qu'il survenoit quelque Epidémie particuliere, il devenoit sujet à des gonflemens singuliers de ses glandes, qui formoient quelquefois des attaques périodiques, comme des attaques d'asthme, & dans lesquelles il imitoit évidemment en respirant le bruit que font les cochons (ce que nous avons indiqué ci-dessus, 10e *Fait.*)

Nous avons encore vû périr quelques Ecrouelleux par des *rejets* d'une maladie, qui portoit sur la poitrine de ceux dont le tempérament étoit bien constitué, & qui alloit aboutir aux glandes des Ecrouelleux.

Ainſi tout eſt quelquefois dirigé vers les glandes & les ulcères des Ecrouelleux, & on eſt bien étonné, lorſqu'on ne s'y attend point, de voir de ces mauvaiſes *directions* des matieres excrémenticielles ſuccéder même à l'uſage des remédes délayans & adouciſſans, ainſi que des inciſifs.

Ce qu'il y a de plus utile à faire, eſt de modérer les malades ſur la nourriture: il faut leur laiſſer celle dont ils uſent ordinairement, & à laquelle leur eſtomac eſt fait; ne leur donner, pour ainſi dire, ni de plus mauvais, ni de meilleurs alimens; mais leur en diminuer la doſe autant qu'il ſe pourra.

Obſervations particulieres.

Nous finirons cet article, en rapportant quelques obſervations particulieres ſur des Ecrouelleux, que nous ne pourrions pas placer ailleurs.

Thomas Bartholin parle d'un Paysan, qui eut en deux ans de tems un pouce si gros qu'il approchoit de la tête d'un homme : nous avons vû tous les doigts de la main, ayant chacun trois ou quatre tumeurs si prodigieuses, que la moindre étoit de la grosseur d'un œuf de poule : il y avoit une pareille tumeur au milieu du rayon. Ces tumeurs s'étoient formées peu-à-peu en trois ans : elles sembloient des vessies, dans lesquelles on sentoit *craquer* quelque chose de cartilagineux, ou comme du parchemin sec ; elles sembloient aussi emphisemateuses, elles avoient quelque rapport avec celles qui sont représentées dans une figure de la Chirurgie de Heister. Ce qu'il y a de singulier, c'est qu'elles étoient traitées par des gens, qui ne visoient pas à moins que de les fondre au moyen des mercuriaux, dont nous fîmes cesser l'usage, parce qu'ils commençoient à éprouver le malade, qui auroit infailliblement été la victime de ces remédes.

Le même *Thomas Bartholin* parle d'un steatome à la vessie : nous en avons aussi trouvé dans les cadavres des Ecrouelleux, & notamment trois ou quatre qui avoient été pris pour des pierres à la vessie, dans un sujet dont nous trouvames tout l'os innominé du côté gauche fondu, depuis le pubis jusqu'au bord postérieur de l'ischium, & comme une bouillie très-claire, sentant plus l'aigre fétide que le pourri. Les cartilages de la cavité cotiloïde, celui de la tête du fémur, & le ligament rond qui nageoient dans une espéce de matiere glaireuse, étoient sains, dans leur état naturel, séparés de leurs os comme par une menstrue qui n'auroit fondu que ceux-ci, (car le col du fémur, & sa tubérosité, étoient aussi fondus).

Paracelse parle des *nattas* cartilagineuses, des charnues & des ligamenteuses: on en a vû dans notre pays une aux os innominés, qui commença par une légere exostose sur leur surface externe, & qui vint à acquérir le volume du plus gros potiron, qui étoit en partie cartilagineuse en partie osseuse, & pleine d'une matiere couleur de lie, & qui fut opérée par un Charlatan, entre les mains duquel le malade mourut.

Enfin *Severinus* parle d'une tumeur prodigieuse à la cuisse, qu'il appelle *ædemosarca*; nous avons vû toute l'extrémité inférieure de la grosseur d'un homme ordinaire: la jambe avoit plus de trois pieds de circonférence, & elle étoit pleine d'ulcères ainsi que tout le tour du co. Il arrivoit à cette prodigieuse extrémité, à peu près ce que nous avons vû arriver à un gonflement général de tout le bras, qui augmentoit ou diminuoit à vûe d'œil, suivant le tems, & les passions du malade ; de sorte qu'on pouvoit aisément voir s'il sentoit vivement quelque chose par le gonflement subit de son avant-bras & de ses doigts : il ne pensoit point, il ne faisoit pas le moindre effort sans que ce bras s'en ressentît ; ceci paroit moins singulier à ceux qui ont bien étudié l'œconomie animale, qu'à ceux qui n'ont que quelques notions générales & indéterminées.

Le deuxiéme état des Ecrouelles.

Venons au deuxiéme état, que nous avons dit être caractérisé par des signes qui indiquent le *développement* de la maladie, dont l'augmentation des glandes, la formation des ulcères, & les autres symptomes plus ou moins urgens indiquent les progrès.

Cet état que nous avons comparé à la fiévre d'*évacuation* des maladies aiguës, ou à ce que les Anciens nommoient *perturbatio critica*, nous paroît n'être autre chose qu'une sorte de fiévre, qui doit fondre les feuillets de substance cellulaire dans lesquels le *virus* écrouelleux s'est tenu caché jusqu'à ce que le tems l'ait enfin développé. C'est à cette sorte de *suppuration*, que nous attribuons la fiévre, les indigestions, les foiblesses, & les tumeurs qui se montrent dans cet état, ainsi que la maigreur, qui n'est cependant pas toujours bien apparente ; ce que nous avons remarqué dès le commencement (7. *Fait.*)

Ce point de vûe, sous lequel nous considérons le deuxiéme état des Ecrouelles, fait d'abord sentir que nous le regardons, à certains égards, comme une sorte de *travail dépuratoire*, dont nous ne sommes pas allarmés, pourvû qu'il soit contenu dans des bornes convenables.

En un mot nous trouvons dans ce *developpement* de la maladie un commencement, une fin, des effets, des crises, ou des évacuations par les veines, les sueurs, les ulcères & les tumeurs skirreuses même : nous ne doutons point que si nous nous étions attachés à le peindre à la façon d'*Hippocrate*, nous n'eussions trouvé un certain ordre dans sa marche ; mais nous avons abandonné cette précision scrupuleuse, comme n'étant que de pure curiosité.

Quoi qu'il en soit, l'expérience nous a appris, que quelle que soit la vertu de nos remédes, il n'est pas question de les employer sans considération : il est important de laisser aller la maladie jusqu'à un certain point, de ne pas faire de trop promptes révolutions, & de ne pas se presser dans l'application des remédes, qui ne font, comme nous l'avons insinué ci-dessus, que donner une sorte de fiévre, qui doit nécessairement pour produire quelque bon effet, avoir un certain rapport avec celle que la nature excite; tout ce que nous avançons, peut être conclu des observations suivantes.

X. OBSERVATION.

Un enfant âgé de 13 ans, décidé Ecrouelleux par des ulcères & des tumeurs qui augmentoient de jour en jour, & par d'autres symptômes ordinaires, fut traité à *Bareges* par les bains tempérés, la boisson des eaux & les frictions : il guérit en fort peu de tems ; tous les symptômes de la maladie disparurent entierement; mais il retomba l'année d'après : il fallut revenir aux mêmes remédes, qui étant administrés avec plus de modération, & soutenus par des amers, le quinquina & les absorbans, reussirent enfin à établir une guérison assurée; ce que les suites ont prouvé, puisqu'il n'y a point eu de rechute.

XI. OBSERVATION.

Un homme âgé de quarante ans, qui avoit vécu pendant sa jeunesse dans un climat fort marécageux, où il ne buvoit que de l'eau de puits fort mauvaise, fut attaqué en même tems de trois tumeurs Ecrouelleuses, l'une au col, l'autre au doigt indice de la main, & l'autre au pied· Nous le mimes après les remedes généraux & les vomitifs réitérés, qui procurerent des évacuations très-glaireuses, à l'usage des Eaux *Bonnes*, & des frictions mercurielles qu'il se donnoit lui-même : il fut tellement soulagé après la quatriéme friction, c'est-à-dire au huitieme jour, & après trois semaines de l'usage des Eaux, qu'il se crut guéri ; & comme il attribuoit sa guérison aux Eaux seules, qu'il buvoit avec délice, il s'en gorgea, il négligea le Mercure, il cicatrisa ses tumeurs qui avoient suppuré : il ne lui restoit qu'un point de carie au doigt de la main ; il reprit des forces : nous l'exhortions tous les jours à ne pas se croire sitôt guéri, & à aller aux Eaux *Bonnes* pour y finir ses remédes, & même à se faire ouvrir un cautere, ce que son âge nous sembloit exiger ; il ne nous écouta point. Enfin il vint quelque tems après à cracher le sang, & il ne nous avertit, que lorsqu'ayant traité & guéri son crachement de sang par les mêmes Eaux *Bonnes* ses favorites, il sentit une tumeur dans le bas-ventre : nous le trouvames avec la fiévre ; il n'étoit plus tems de détourner le coup, tout le mésentere étoit pris, le malade mourut enfin avec une suppuration dans les glandes de cette partie.

Ainsi il convient de ne pas trop se presser, afin de produire un changement durable, & qui n'empire pas l'état du malade ; il faut même se rassurer contre les craintes, que pourroit causer l'augmentation des symptômes, qui suit quelquefois les premieres prises de nos remédes : car outre qu'il est très naturel d'imaginer qu'ils ne peuvent agir qu'en augmentant un peu les accidens, ce que nos Eaux font ordinairement dans toute sorte de maladies, c'est que nous avons observé que cette augmentation est de bon augure, comme on peut le voir dans les observations précédentes.

XII. OBSERVATION.

Nous nous contenterons, entre quelques cas que nous pourrions rapporter ici, de choisir celui d'un Paysan âgé de quarante ans, qui ayant depuis quelques années des tumeurs au col, un ulcère fistuleux avec carie de deux côtes, & un gonflement au genouil, qui sembloit tenir de l'Enchylose, fut guéri radicalement à *Bareges*, au moyen des Eaux & des frictions mercurielles.

C'est ce qui nous faisoit dire contre *Wiseman* (ci-dessus) & quelques autres, que les Ecrouelleux adultes ne sont pas toujours incurables. Il paroît qu'on a confondu les Ecrouelleux que nous disons être dans le troisieme état, avec les Ecrouelleux d'un âge avancé ; on peut être fort jeune, & avoir des Ecrouelles fort avancées, & qu'on peut regarder comme anciennes, & nous en avons vû de fort récentes dans des vieillards mêmes.

Cependant l'enfance est l'âge le plus favorable à la guérison même du second état des Ecrouelles : nous l'avons déja dit ; & nous pourrions rapporter, si tout le monde ne convenoit de cette vérité, des guérisons faites avec nos Eaux & les frictions locales, sur les enfans presqu'aussi jeunes que celui dont parle *Rulland*, qui en guérit un de douze jours.

Quelques purgatifs, des vomitifs, des croutes au visage ou à la tête, une coqueluche, une attaque de vermine suffisent souvent pour dissiper des tumeurs Ecrouelleuses dans des enfans : on les voit quelquefois aller & venir, & il ne faut pas les craindre jusqu'à un certain point, pourvû cependant qu'elles soient si légeres, qu'elles ne risquent pas d'avoir des suites ; ce que l'usage apprend à distinguer.

Il est un tems où les jeunes filles sont souvent attaquées des Ecrouelles au second dégré, qui est aussi fort favorable à leur guérison, ou à l'action des Eaux & du Mercure : c'est celui où elles sont, à la veille d'avoir leurs regles ; l'action que l'approche des régles excite, la révolution qu'elle fait sur toute la machine, jointe à celle des remédes, finissent heureusement par une évacuation naturelle, qui dissipe, pour peu qu'on l'aide, toute sorte de symptômes.

Le quinquina nous paroît essentiel dans ces cas ; nous lui avons même quelquefois joint le safran, afin d'augmenter la vertu emmenagogue : il semble avoir plus de penchant à porter à la matrice que le Mercure & les Eaux, qui se laissent quelquefois conduire par le courant des excrétions qui vont aboutir aux organes spécialement affectés par les Ecrouelles. Nous ne croyons pas qu'il soit nécessaire de rapporter des observations de Cures faites dans ces occasions, qui sont évidemment plus aisées à conduire à une fin heureuse, que toutes les autres dont nous avons parlé, pourvû que la matrice n'ait pas totalement perdu son action ; ce qui fait alors que les Ecrouelles des jeunes filles rentrent dans la classe de celles qui sont du troisième état : car comme l'évacuation des regles favorise la guérison des Ecrouelles, de même auſſi leur ſuſpenſion les aggrave ſingulierement, & leur fait parcourir leur tems bien plus vîte, qu'elles ne le font ſur les Ecrouelleux du ſexe maſculin.

Traitement palliatif du ſecond Etat des Ecrouelles.

On peut trouver de soppoſitions à la cure radicale, de la part des malades & des aſſiſtans ; & il eſt même quelquefois impoſſible de l'entreprendre, quelque bonne volonté qu'on ait, vû la complication qui peut ſe rencontrer : outre que, comme nous l'avons déja remarqué, il ne faut pas toujours en venir bruſquement à ce traitement ; il faut dans tous ces cas avoir recours à des palliatifs, dont les occaſions font aſſez ſentir la néceſſité.

Nous ſerions fort portés à regarder nos Eaux ſeules, & priſes à l'ordinaire, comme un palliatif convenable & très-approprié, tant est grand le nombre des Ecrouelleux qui viennent en user à chaque saison, & qui se retirent ayant calmé de beaucoup leurs maux. Mais comme il y a bien des gens qui s'en rapportant aveuglément à la réputation que nos Eaux ont acquises depuis quelque tems, en esperent trop, & viennent quelquefois s'y rendre plus malades; nous croyons qu'elles ne doivent être données à titre même de palliatif, qu'après un mûr examen de l'état du malade, & du changement souvent trop favorable, que ces Eaux font dès les premiers jours de leur usage.

Le lait convient encore, ainsi que les toniques, les absorbans & les purgatifs dans ces cas; mais leur usage demande aussi bien des précautions.

De tous les remédes palliatifs, le cautere est celui qui suspend le plus efficacement le progrès des

Ecrouelles, ou qui retarde le plus leur *développement*. Nous voyons tous les jours des Espagnols chargés d'Ecrouelles qu'ils ont *suspendues* par les cautères, qui conviennent, & que nous employons surtout lorsque le mal gagne, par exemple, les yeux, qu'il est important de dégager fort vîte; parce que pour peu qu'il se fasse de suppuration dans ces parties, elles ne reprennent jamais leur disposition naturelle: elles restent toute la vie sujettes à des fluxions fort incommodes. Les cauteres nous ont souvent empêché ces accidens, & nous donnent le tems de préparer la cure radicale, qu'il faut toujours diriger sans se presser.

Le premier état des Ecrouelles.

Nous voici enfin parvenus à l'état des Ecrouelles le plus difficile à connoître & à traiter, & en même tems celui qu'il seroit le plus important de pouvoir guérir radicalement.

Il est ordinairement mieux caractérisé dans les enfans nés de parens Ecrouelleux, soit que l'ayant porté du ventre de leur mere, ils se trouvent déja plus près du second état, soit qu'on y fasse plus d'attention à cause de la constitution des parens, soit enfin parce que ceux qui deviennent Ecrouelleux par accident, sont mieux constitués & résistent plus aux effets du virus.

Quoi qu'il en soit, il seroit bien consolant de pouvoir dire, voilà un enfant Ecrouelleux au premier dégré; il faut le traiter, arrêter les Ecrouelles, les empêcher de parcourir leur tems; & voici quels sont les remédes qu'il faut employer.

On sauveroit par-là bien des peines à des malades chargés d'infirmités d'autant plus fâcheuses, qu'elles tiennent toujours du virus qui fomente leur principale indisposition;

tion : on épargneroit à bien d'autres des douleurs , des opérations , & des traitemens douloureux ; enfin on empêcheroit peut-être que ce virus ne vint à se transmettre des peres & des meres aux enfans ; ce qui couperoit racine à une infirmité qui ne porte que trop sur l'espece humaine.

Mais outre qu'il est impossible de résoudre les parens d'un enfant à le livrer à un traitement dont il ne leur semble pas avoir besoin ; c'est que n'étant pas assez sûrs de nos remédes, nous n'oserions jamais le recommander d'une certaine façon : après tout, il ne nous est pas permis de tenter des manœuvres qui paroissent pouvoir avoir quelque heureux succès, mais qui pourroient aussi avoir de mauvaises suites.

En un mot , nous ne saurions sur ce qui regarde le traitement radical de ce premier état des Ecrouelles , rapporter que des présomptions, fondées à la vérité sur quelques observations, mais qu'à dire vrai, nous ne regardons pas nous-mêmes comme concluantes, quelque bonne envie que nous eussions, de faire quelque découverte utile sur une matiere aussi importante.

Rappellons d'abord ce que nous avons remarqué, en peignant les Ecrouelles en général (1er *Fait*;) la pâleur, la grosseur des lévres, la maigreur, la foiblesse & quelquefois même la vivacité d'esprit, dont nous n'avons pas parlé, & que quelques Auteurs mettent au rang des symptômes des Ecrouelles : joignez à cela la voracité, un certain air *luride*, *have*, une voix rauque, des propos d'enfant gâté, les épaules élevées, & un je ne sçai quoi qu'on ne peut pas exprimer, & qui excite sur un connoisseur une méfiance qu'il trouve presque toujours fondée; vous aurez les caracteres du premier état des Ecrouelles.

Or, comme nous l'avons dit bien des fois, tout cela dépend de la constitution du suc nourricier, qui étant *appauvri* par les acides développés dans les humeurs, a perdu sa *ductilité*, & a fourni moins de substance cellulaire aux fibres des nerfs, qui étant dégagés des gaines que la nature leur ménage ordinairement, se trouvent plus *vibratils*.

C'est donc l'amélioration du suc nourricier que l'on doit avoir en vûe dans le traitement du premier état des Ecrouelles, afin d'empêcher ses progrès.

Il nous paroît qu'il est bon d'entreprendre cette curation *ab ovo*, & de commencer lorsqu'on le peut par traiter le pere & la mere: en effet nous avons observé que des parens Ecrouelleux avoient fait des enfans plus vigoureux, après avoir été guéris, après avoir changé d'ait, & avoir pris nos Eaux qui sont singurierement *prolifiques*, qu'avant qu'ils eussent fait aucun remede.

L'enfant étant né, pourquoi ne pas lui donner avec une nourrice choisie, comme on le fait ordinairement, des remédes qui pussent emporter l'impression héréditaire? Pourquoi ne pas traiter sa nourrice, afin de lui faire tetter un lait chargé de parties qui pussent s'opposer aux progrès du virus? nous avons souvent, comme tant d'autres, purgé les enfans de cette maniere.

Mais comme le lait de femme nous paroît avoir plus d'analogie avec toutes les modifications que peuvent prendre les sucs des enfans, nous croyons que le lait des animaux résisteroit plus à la disposition Ecrouelleuse; nous choisirons le lait de vache & de chevre, par préférence à celui des brebis, parce que ces derniers animaux sont sujets à des tumeurs qui ont beaucoup de rapport aux Ecrouelles: nous avons vû des enfans dans la Montagne nourris de cette façon, & qui étoient plus sains & plus vigoureux que leurs freres, qui avoient été nourris par leur mere qui avoit des Ecrouelles.

Comme le lait, quel qu'il soit, a toujours du penchant à prendre la tournure acide, que nous avons dit se trouver dans le suc nourricier des Ecrouelleux, il seroit à souhaiter qu'on pût lui substituer, même dans l'enfance, une liqueur plus active & plus directement opposée au levain que l'on craint; les panades faites avec de la pâte cuite & fermentée auroient peut-être les qualités propres pour cela : nous les croirions très-convenables, surtout si l'on y ajoutoit un peu de vin. Toutes nos nourrices ont éprouvé, que le pain trempé dans le vin rend les enfans plus forts & plus robustes; c'est précisément ce que nous voudrions faire dans les Ecrouelleux dont nous craignons la foiblesse & la débilité : c'est pourquoi nous serions d'avis qu'on leur fit des panades avec un peu de vin cuit, si l'on veut, & quelques aromates, comme la canelle, qu'on pourroit aussi soutenir par quelques prises de chocolat de santé, dont le principal ingrédient nous semble avoir les qualités convenables pour combattre l'état Ecrouelleux, & auquel nous joindrions encore l'usage des châtaignes bien cuites & mises en bouillie.

Nous aurions aussi recours à nos Eaux que nous avons déja fait prendre à des enfans, & dont une fille qui est d'une constitution Ecrouelleuse fait sous nos yeux depuis cinq ans sa boisson ordinaire : elle ne vit que d'*Eau Bonne* & de caffé ; elle ne peut absolument retenir que ces deux liqueurs : elle vomit toute autre chose, même l'eau pure très-souvent, & elle a avec cela de l'embonpoint.

Un enfant nourri comme nous le proposons deviendroit encore plus fort, si on l'accoutumoit à des bains froids; nous avons vû un jeune homme, dont tous les freres étoient Ecrouelleux, & qui s'étoit préservé de cette maladie en se baignant souvent dans l'eau froide, en rompant même quelquefois la glace, comme on le fait dans certains pays du Nord.

On voit que notre intention est de rendre le suc nourricier plus compacte. Il nous paroît que chaque digestion apporte aux premieres fibres une sorte de couche de substance nourriciere qui devient ensuite cellulaire : nous croyons que la nutrition se fait dans toutes les parties comme dans les os, couche par couche, ainsi que dans les végétaux, ce que nous avons déja indiqué plus d'une fois; or les alimens que nous proposons, joints à un régime convenable, appliqueroient plus intimément toutes les couches de tissu cellulaire les unes contre les autres, ce qui rendroit les vaisseaux plus forts, plus actifs, & plus propres à pétrir & à mêler les humeurs, & à faire les excrétions.

Tout ce que nous venons de proposer n'est, à proprement parler, qu'une sorte de traitement *prophilactique* ou *préservatoire*, puisqu'il ne s'agit que d'empêcher que le suc nourricier ne se charge de mauvais *miasmes*, qui viendroient à faire des ravages dans la suite; mais ce n'est pas-là *détruire* ou *déloger* ceux que l'enfant peut avoir déja, quelques précautions qu'on ait prises : on peut bien parvenir à les masquer, de façon qu'ils ne se montreront pas si aisément; mais ils seront toujours *nichés* dans quelques couches de tissu cellulaire, qui étant comprimées & soutenues par de nouvelles couches saines, pourroient à la vérité ne pas changer grand chose à la constitution des parties, mais qui resteroient toujours, & qui ne *joueroient* pas à proportion comme les autres.

Nous seroit-il permis de proposer nos présomptions sur la façon dont on pourroit les détruire ou les faire suppurer, comme nous disions plus haut, (*frict. Merc.*) que cela doit arriver ? L'*inoculation* des Ecrouelles nous paroîtroit (si elle étoit possible) devoir produire cet effet : elle exciteroit d'abord quelques orages ; mais ils seroient salutaires : on pourroit les ménager pour cet âge tendre, où les parties sont si souples, qu'il n'est pas à craindre qu'il arrive des *états* fâcheux.

On pourroit, s'il en étoit besoin, préparer les malades avant de leur donner, ou bien de leur *développer* les Ecrouelles : ceux qui les ont au premier dégré, doivent vraisemblablement payer le tribut entier, & passer par les deux autres, auxquels ils risquent de ne pas résister; pourquoi ne pas les hâter, dès-que l'enfance paroît plus favorable à leur terminaison, que l'âge plus avancé.

En un mot, nous procéderions, s'il étoit permis de le faire, au sujet des Ecrouelles, comme on procéde en Angleterre au sujet de la petite vérole, & comme nous avons nous-mêmes procédé après d'autres Praticiens à l'égard de quelques galeux pleins de dépôts & de tumeurs singulieres, que nous avons dissipées en redonnant la gale.

Mais quelque bien fondée que nous semble cette manœuvre, quoique nous pensions qu'elle pourroit avoir lieu dans bien d'autres maladies, nous nous garderions bien de la mettre en œuvre : nous ne la proposerions pas même, si nous croyions que quelqu'un fût assez hardi pour en user contre l'autenticité des Loix, & avant que cette méthode fût revêtue de leur autorité; nous en parlons seulement en passant, pour la soumettre à des gens plus éclairés & plus à portée de la répandre, s'il le falloit.

Ajoutons seulement, que nous avons observé que de tous les Ecrouelleux, ceux qui résistent le mieux, ce sont ceux dont les Ecrouelles commencent dès l'âge le plus tendre, & parcourent vîte le premier & le second état. Il y a plus; c'est que ceux même qui arrivent jusqu'au troisiéme, s'y accoutument mieux quand ils sont jeunes, & n'en sont pas pour cela moins propres au travail, &c.

Traitement palliatif du premier état des Ecrouelles.

L'indication principale à remplir dans ce cas, outre la cure *prophilactique*, qu'il faut ménager bien sagement, comme l'exemple de cet enfant dont nous parlions (*Chang. d'air*) plus haut, ainsi que bien d'autres nous le démontrent, est d'empêcher, s'il se peut, que les ravages du second état n'aillent aboutir au col & au visage, ou du moins qu'ils s'y montrent le plus tard qu'il sera possible.

Les cautères aux extrémités inférieures nous paroissent très-convenables dans ces vûes, surtout dans les jeunes filles, en attendant que leurs regles paroissent.

C'est aussi le cas du mariage que *Warthon* propose ; tous ceux qui sont mariés de bonne heure, s'en trouvent bien : c'est peut-être-là une des raisons, qui ont fait que l'usage de se marier fort jeune s'est établi dans nos Montagnes.

La santé des enfans qui doivent provenir de ces mariages, nous paroissant dépendre de la jeunesse des peres & meres, nous ne saurions qu'approuver & recommander autant qu'il nous est permis ces sortes de mariages pour les jeunes gens Ecrouelleux.

Nous avons observé, que les Ecrouelleux au premier dégré font des enfans plus sains, que ceux qui le sont au second ou au troisiéme : on voit aussi quelquefois que les aînés des familles sont plus vigoureux que les cadets ; ainsi il convient de marier les Ecrouelleux fort jeunes, tant par rapport à eux, que par rapport à leurs enfans.

Nous avons même crû entrevoir, en comparant ce qui se passe dans les différentes familles de nos Montagnes, où les alimens, l'air, l'eau & la façon de vivre sont les mêmes, qu'en mariant les Ecrouelleux fort jeunes, on pourroit enfin parvenir à détruire peu-à-peu le virus, ou du moins le rendre si *léger* qu'il feroit peu de ravages.

La révolution que produit l'âge de puberté, *developpe* quelquefois les Ecrouelles, à moins qu'on ne la dirige à sa destination par le mariage; cette direction faite au moment qu'il faut pendant trois ou quatre générations, ne serviroit pas peu, jointe à d'autres secours, à *châtrer* le virus.

Il faudroit, si on vouloit faire usage de ces précautions, pour combattre l'*endimicité* de la maladie, que les Ecrouelleux du second & du troisiéme état s'interdissent le mariage, ou qu'ils eussent assez de courage, pour ne pas vouloir engendrer des malheureux; mais ce qu'il y a de fâcheux, outre bien d'autres raisons, c'est que nous sçavons à n'en pouvoir douter, que les Ecrouelleux au second & au troisiéme dégré sont d'une *salacité* singuliere; ils sont aussi vifs, aussi ardens que les Pulmoniques & que tant d'autres malades: ils croyent se soulager en se livrant à leur passion, & même il semble qu'ils s'en trouvent mieux d'abord; mais on voit qu'à l'user, ils abregent leurs jours.

Au reste il est aisé de concevoir, comment le mariage peut contribuer à prévenir & à dissiper même certains symptômes des Ecrouelles : la chose parle d'elle-même dans les filles, surtout dans celles qui sont mal réglées ; mais pour ce qui est des mâles, ils deviennent vigoureux par un exercice moderé, ce qui fait que toutes les lames du tissu cellulaire s'approchent plus les unes des autres, & font un total mieux lié & plus solide. Il arrive à tout leur corps à proportion, ce qui arrive aux mains d'un manœuvre : les callosités dont elles se couvrent, sont une forte image de celles qui se forment dans tout le corps par des secousses réitérées, & par une expression des sucs trop aqueux, qui imbibent tout le tissu cellulaire ; joint à ce que des exercices réglés distribuent, ménagent & dirigent les oscillations du mouvement *tonique* comme il convient.

Remarques importantes.

I°.

Tout ce que nous avons dit des différens états des Ecrouelles ne renferme pas si précisément tous les cas, qu'on ne puisse en trouver quelqu'un qui s'écarte plus ou moins des divisions que nous avons établies ; mais nous ne nous sommes déterminés à ces divisions, qu'après avoir vû un grand nombre d'Ecrouelleux de toutes les especes : nous savons qu'ils différent enn'eux par de différentes nuances, & que ces nuances sont plus ou moins marquées, & plus ou moins apparentes, surtout au passage d'un état à l'autre.

Il y a plus ; c'est que les trois états ne sont pas toujours de même durée dans tous les sujets : les uns restent long-tems dans le premier, & passent fort vîte au troisiéme. Il y en a qui restent toute leur vie au second état, & n'avancent ni ne reculent, pour ainsi dire : tout cela dépend sans doute de la différence des tempéramens.

Quant à ce qui concerne les âges, celui de la jeunesse est en général plus sujet au premier état qu'un âge plus avancé, & les adultes sont plus communément dans le troisieme que dans les deux autres : cependant il n'y a rien de fixe là-dessus ; les Ecrouelles se montrent & se développent plûtôt ou plûtard, suivant des circonstances qui nous ſont encore inconnues.

I I°.

On a dû s'appercevoir que nous ne parlions que des Ecrouelles *eſſentielles*, *idiopatiques*, ou *pures* & *ſimples*; nous les avons conſidérées en les dépouillant de tout ce que les autres maladies peuvent y ajouter, & comme une maladie de naiſſance ou bien *acquiſe*, dans laquelle il n'y auroit aucune ſorte de complication ou de *mélange*.

Mais la pratique apprend tous les jours, qu'il eſt des Ecrouelles qui ſemblent être les ſymptômes ou les effets d'autres maladies, ou qui du moins ayant été *excitées* par ces maladies, ont pris un caractere qui en dépend ſinguliere-ment: par exemple, il y a des Ecrouelles *véneriennes*, des Ecrouelles *galeuſes*, des *cancéreuſes*, des *ſcorbutiques*, des *hémorrhoïdales*;

ſans parler de celles qui peuvent être le réſultat de l'*aſſemblage* de pluſieurs virus, & l'effet des maladies aiguës.

Chacun peut aiſément ſentir qu'il eſt important pour traiter ces ſortes d'Ecrouelles ſymptômatiques, d'avoir toujours égard à la maladie qui leur a donné naiſſance, qui les entretient, qui les défigure ou qui les maſque.

III°.

Nous n'avons pas parlé de la diviſion des Ecrouelles en *ſanguines* & en *phlegmatiques*, comme diſoient les Anciens, & en *benignes* & *malignes*, parce que toutes ces différences ne nous ſemblent fondées que ſur des ſymptômes, ou plûtôt des accidens très-variables, & que d'ailleurs elles rentrent toujours, ſoit *benignes*, ſoit *malignes*, ſoit *ſanguines*, ſoit *phlegmatiques*, dans quelqu'une des claſſes que nous avons aſſignées.

Cependant ces considérations doivent avoir lieu dans la pratique, & on doit se tenir pour dit, quand on veut traiter cette maladie, qu'elle prend bien des formes qui la défigurent, & qui demandent des manœuvres variées.

En un mot, il en est comme de presque toutes les autres maladies, qui exigent de la part de celui qui les traite une attention scrupuleuse, pour les diriger & les faire rentrer dans le plan des traitemens généraux. Il n'est pas de maladie, soit aiguë soit chronique, qui ne prenne quelquefois des tournures singulieres, qu'il seroit aussi difficile de décrire, qu'il seroit ridicule de ne pas supposer que les Praticiens les moins accoutumés à voir des malades, ne s'y trompent pas, & savent les distinguer des caracteres essentiels & invariables des maladies.

Des Tumeurs ſcrophuleuſes, & de quelques autres ſymptômes.

Nous plaçons les tumeurs ſcrophuleuſes au rang des ſymptômes des Ecrouelles : elles ne ſont, ſuivant le plan que nous avons expoſé, que l'effet de la ſuppuration qui arrive aux couches du tiſſu cellulaire mal conditionnées, & qui ſe développe dans le ſecond état des Ecrouelles.

Mais comme elles exigent quelquefois des traitemens particuliers, il eſt bon de les examiner avec un peu plus d'attention, afin de connoître plus évidemment les rapports qu'elles ont avec la cauſe des Ecrouelles, & comment il faut s'y prendre pour s'oppoſer à leurs progrès, & aux mauvaiſes ſuites qu'elles peuvent avoir.

I°.

Elles affectent ordinairement

tout le genre glanduleux, pour des raisons que nous avons exposées fort au long ailleurs, (3e *Fait.*) Mais outre cela, on en trouve souvent sur le périoste, vers les articulations, en un mot par tous les endroits où le mouvement du sang se fait peu sentir, & où les couches de la substance cellulaire sont moins élastiques, plus mollasses, & plus sujettes aux changemens spontanés de la *gluë* qui les forme.

Mais quoique ces tumeurs soient l'effet du peu de mouvement que les humeurs ont dans leurs couloirs, cependant elles viennent à éclorre à la suite de l'action des *courans* des liqueurs, qui se portent dans une partie plûtôt que dans une autre; ce qui a été démontré plus haut (2e *Fait*), & qui ne contredit pas ce que nous avançons de la lenteur des sucs qui croupissent.

II°.

Il paroît qu'on n'a jusqu'ici regardé ces tumeurs scrophuleuses, que comme des *accidens* ou des *phénoménes bisarres* & singuliers, qui n'avoient aucune sorte de type, aucune régularité dans leur accroissement & dans leurs effets : cependant elles ne laissent pas d'avoir un ordre assez fixe dans leur développement ; ce que nous allons tâcher, de prouver.

III°.

Il faut rappeller ici ce que nous avons observé (9e *Fait.*) sur les changemens qui arrivent aux glandes des Ecrouelleux, & sur les différentes dispositions, dans lesquelles on les trouve après la mort ; ces dispositions ont des rapports singuliers avec les trois états des Ecrouelles.

En effet, les glandes sont *mai-*

gres, *rapetissées* & sans *action* dans le premier état: elles sont arrêtées dans leur accroissement, elles manquent de nourriture, elles sont livrées à elles-mêmes ; au lieu que dans le second, elles sont au commencement *mollasses*, *imbibées* de mauvais sucs, *engorgées* & quelquefois suppurées, & imparfaitement *carnifiées*: enfin les glandes sont dans le troisiéme état des Ecrouelles totalement *carnifiées*, *skirreuses*, *enkistées*, dolentes ou indolentes, suivant la délicatesse de la partie dans laquelle elles se trouvent.

I V°.

Voilà donc trois façons d'être des tumeurs scrophuleuses, qui méritent, comme on le voit aisément, de n'être point négligées, & qui font déja sentir la régularité de leur *marche*.

Il y a plus : c'est qu'elles ont entr'elles des rapports bien différens de de ceux que leur donne la diſpoſition générale des Ecrouelles ; & voici en quoi ces rapports conſiſtent.

Il eſt fort ordinaire de voir en pratique, que lorſqu'une glande du col, par exemple, a paru, les glandes des aiſſelles, celles des viſcères, les tumeurs des articulations & les fluxions aux yeux, au nés & aux oreilles, ſe montrent du même côté ; ce qui prouve qu'elles agiſſent en quelque façon l'une ſur l'autre, ou que du moins, elles ſont les effets d'une cauſe générale qui affecte plus particulierement tout un côté : il y a pourtant des exceptions à faire à cette régle, dont l'examen n'eſt pas de ce lieu ; elle tient à la Théorie des *départemens* des viſcères.

Enfin il eſt rare, que pluſieurs tumeurs Ecrouelleuſes un peu éloignées l'une de l'autre ſe développent en même-tems préciſément.

Il est au contraire fort ordinaire d'observer, que ce développement arrive, tantôt au col seulement, tantôt au mésentere, tantôt aux extrémités ; & cela suivant le plus ou le moins de résistance que les parties opposent, & selon l'action des différentes causes occasionnelles qui nous sont inconnues.

V°.

Cela posé, un Praticien méthodique saura d'abord se fixer sur une tumeur scrophuleuse : il verra si elle est dans le premier état, ainsi que les Ecrouelles, ou bien au second, ou bien enfin si elle a atteint le troisieme ; ce qui n'est pas inutile à remarquer, puisque de ces trois états *découlent*, comme on va le voir, des regles de traitement fort différentes entr'elles.

En effet, qu'y a-t-il à faire dans le premier état, si l'on est appellé par hasard ? On distingue la disposition Ecrouelleuſe, par les ſignes que nous avons expoſés (1er *Fait.*) Pour ce qui eſt des tumeurs ou des glandes, on les ſent au col, ſous les aiſſelles, aux aînes, arrondies, flottantes dans une ſubſtance graiſſeuſe, mollaſſe & peu fournie : elles ſont, comme on le ſait par l'ouverture des cadavres, ou ſimplement *flétries*, ou tout au plus un peu *durcies* ; comment remédiera-t-on à cette *conſtitution ?*

Il eſt évident qu'on irriteroit les parties en pure perte : la raiſon & l'analogie le dictent ; mais l'obſervation nous l'a démontré plus d'une fois : les emplâtres, les embrocations, les douches, tout eſt inutile ; on ne fera que décider plus vîte le ſecond état. Il faut, ſi on n'a pas cela en vûe, en revenir au traitement que nous avons dit convenir au premier état des Ecrouelles ; les topiques n'aboutiſſent à rien dans ce cas.

V I°.

Le second état demande plus d'attention ; il est plus compliqué: tâchons de le simplifier autant qu'il est possible ; commençons par suivre les changemens qui arrivent à une seule glande, indépendamment des rapports qu'elle a avec toutes les autres.

Elle étoit originairement, c'est-à-dire, dans le premier état, *séche*, *maigre*, un peu *dure* & comme *rapetissée* ; elle commence dans le second état par se gonfler, comme nous l'avons dit ailleurs (9e *Fait.*) Les humeurs se sont accumulées, & arrêtées dans les couloirs: la grosseur qui se manifeste, est l'effet de cet arrêt des liqueurs; & cet arrêt ne s'est formé que dans les *parois* ou les *environs* de la premiere petite glande, qui fait le noyau de la tumeur, & qui est enveloppée comme par une *écorce* faite au moyen des parties engorgées, qui forment la grosseur actuelle. Tout ceci est fondé sur l'ouverture des cadavres, & sur ce qui se passe dans les malades : cet état est peint d'après la nature.

Le Praticien doit *pénétrer* dans les causes *évidentes* de cet engorgement, & en prévoir les suites : s'il est causé, comme dans les jeunes filles, par l'action qui arrive à toute la machine, & qui tend à déterminer un *courant* d'humeurs vers la matrice, il y a lieu de se flatter que cet engorgement se dissipera à la faveur de l'ouverture que la nature ménage ; il ne faut alors que la suivre, exciter cette action, si elle est languissante, l'appuyer & la diriger par les remédes généraux & contraires au virus Ecrouelleux, & par quelques topiques, non point *emplastiques*, tels que ceux dont nous parlerons plus bas, mais par quelques très-légeres douches de nos

Eaux, par quelques frictions mercurielles & quelque embrocation, sans charger la partie d'aucune sorte de poids, qui puisse l'irriter.

Si l'on ne peut pas se flatter que la nature fournisse un aboutissant aux humeurs qui sont en mouvement, c'est à l'Artiste prudent à ménager les excrétions par des purgatifs, les autres évacuans & les fondans que nous avons proposés ailleurs, sans oublier les cautères, s'il le faut, & prenant toujours soin de proportionner les changemens qu'on veut produire dans la tumeur à ceux qu'on fait dans tous les excrétoires, puisqu'on ne sauroit la diminuer avec succès ou la dissiper, qu'autant qu'on aura ouvert une route aux humeurs qu'elle contient.

C'est-là une de ces tumeurs, qui se guérissent quelquefois d'elles-mêmes, & qui cédent très-communément à nos Eaux & au Mercure : elles nous indiquent ce qui ſe paſſe dans les réſolutions, qui ne corrigent preſque jamais (ce qu'il faut bien remarquer) la diſpoſition qui *conſtitue* le premier état d'une glande ſcrophuleuſe ; celle-ci reſte ordinairement comme un petit corps à part, qui eſt même ſouvent devenu plus calleux qu'il ne l'étoit : car il n'eſt point de réſolution qui ne ſoit ſuivie de calloſité, ou d'une ſorte de *cicatriſation*, qui ſuccede à l'exfoliation de quelques lames de ſubſtance cellulaire ; ces lames ſe fondent, ou ſe collent plus intimément dans quelque réſolution que ce ſoit.

VIIe.

On n'arrive pas toujours au moment favorable de la réſolution : la glande qui a été engorgée pendant quelque tems, s'eſt *durcie*; elle a acquis, comme les diſſections le démontrent, un dégré de *carnification* fort différent de ce qu'on paroît penser ordinairement : toutes les membranes, toutes les cellules, presque tous les vaisseaux gorgés se sont collés les uns aux autres, comme les artères umbilicales se collent dans les enfans ; le total fait un corps *irréductible*.

On juge que cet état est formé par la longueur de la maladie, par la dureté de la tumeur, par son insensibilité ; & dans ce cas, quand même les remédes généraux auroient détruit la disposition Ecrouelleuse, il ne faut pas se flatter que la glande reprenne son premier état : elle restera toujours comme elle est ; il est inutile de chercher des fondans ; il n'en est point qui puissent *décoller* les parois des vaisseaux : nous leur avons toujours vû produire des effets funestes. Le plus court est d'abandonner la tumeur à elle-même, ou bien il faut l'emporter, pourvû que rien ne s'y opposе ; ce qui est assez rare.

Ce sont-là les glandes ou les tumeurs qui résistent à toutes sortes de traitemens ; on peut être fort bien guéri des Ecrouelles , & avoir de pareilles glandes : elles ont beaucoup de rapport avec les callosités qui suivent les jugemens de certaines maladies aiguës ; elles n'ont pas de mauvaises suites , pourvû qu'on les ménage avec soin , & qu'on ne s'aheurte pas à les vouloir *fondre*.

VIII°.

Mais la glande grossit quelquefois sans mesure : le *courant* des excrétions va aboutir à cette tumeur comme à une espece de centre , que la nature affecte ; ce qui se voit sur-tout dans les femmes qui ont perdu leurs regles, dans les hommes dont quelque excrétion est *derangée*.

On connoît cet état , lorsqu'on

s'apperçoit que la glande ne pouvant plus grossir, elle s'*étend* singulierement; elle se *durcit* souvent avec douleur & inflammation, & puis elle se ramollit par degrés, avec des signes d'une suppuration sourde ou évidente. Le pouls change encore dans ce cas : il acquiert une nouvelle force par l'effort de la partie affectée, qui devient dès-lors, une sorte de *foyer* d'irritation; & les urines ainsi que les autres excrétions deviennent claires, ou ne charient plus les *débris* de substance cellulaire qui doit sortir.

Il est évident par tout ce que nous avons dit plus haut (*Frict. Merc.*) qu'il faut prendre cet état pour une sorte de crise, qu'il importe de ménager & de favoriser; par conséquent il faut bien se garder d'avoir la résolution en vûe: au contraire on doit favoriser la suppuration.

Or la tournure que la glande a prise fournit des vûes qu'il s'agit de ne point laiſſer échapper. Cette glande qui étoit preſque *carnifiée*, ainſi que nous le diſions tout-à-l'heure, & compoſée d'une ſeule ſubſtance homogene comme *ligamenteuſe*, devient pleine de petites *loges*, qui ſont de petits *centres* ou *foyers*, qui prennent un air de purulence. Ces *loges* ſont ſouvent éloignées l'une de l'autre; communément elles occupent le milieu de la glande: elles ſemblent n'être que la *diſſolution* de la *primitive* qui ſervoit de noyau; ceci eſt encore tiré de ce qui ſe trouve ſur le cadavre.

C'eſt ici le cas des topiques, des *emplaſtiques*, de la poix de Bourgogne, de l'emplâtre de Vigo, ſuivant le plus ou le moins de douleur de la partie.

Ces emplâtres fixent d'abord la direction du *courant* général, qui doit aller dépoſer les *excrémens* qui ſont l'effet de la maladie ou des remédes: ils agiſſent alors comme un corps à électriser appliqué sur un corps électrique, duquel les rayons de matiere partent avec force & s'élancent vers l'obstacle; ainsi les emplâtres sont une sorte d'obstacle, qui agit en irritant, en *attirant* les oscillations, en empêchant l'évacuation de la transpiration, & en ramassant tous les sucs, qui viennent aboutir dans cette partie, comme une espece de miroir concave, qui assemble les rayons de lumiere dans un *foyer*.

Cette action excite dans la glande un mouvement, dont le *foyer* principal, qui est souvent le centre, acquiert une force *centrifuge*, qui fait que le petit dépôt augmente, en rongeant la tumeur couche par couche, tout comme elle s'étoit formée. Les couches qui ont été les premieres *obstruées*, *étranglées* & privées du mouvement vital, en acquierent un spontanée plus ou moins développé, qui fait qu'elles résistent à l'effort des couches voisines, qui viennent elles-mêmes se briser contre l'obstacle qui est à leur centre, par les secousses des vaisseaux, par le mouvement expansif de la chaleur, & par les distensions qu'elles souffrent, vû la quantité des humeurs excrémenticielles qui abordent à chaque instant.

Ce travail est difficile, souvent très-lent & fort imparfait, lorsqu'il est livré à la nature seulement, ou lorsque l'art le dérange par des évacuations & des révulsions hors de saison, que nous avons vû avoir de funestes suites.

On dit que *le pus fait le pus*; & cela est vrai dans cette occasion, ainsi que dans tant d'autres; mais les secours de l'art sont ici nécessaires. Nous venons de donner l'usage des emplâtres : on a dit qu'ils *attirent* la matiere; ce qu'ils operent vraisemblablement en formant un étranglement ou un appui, contre lequel les parois de la glande & les tégumens viennent s'user imperceptiblement, ce qui joint à l'action que les remédes généraux excitent, doit avoir de bons effets.

Les *douches* de *Bareges* sont encore un remède très-commode & très-utile dans ce cas : elles commencent par *rétrecir* & *recroqueviller* sur elle-même une tumeur ; elles l'animent, & la réveillent au point d'exciter en peu de tems une suppuration abondante : nous leur avons vû *ramasser* & *circonscrire* des tumeurs irrégulierement étendues, & causer des fontes & des suppurations que tous les autres remédes n'avoient pû exciter.

Quels que soient les remédes mis en usage, un Praticien doit redoubler son attention dans le traitement de la tumeur dont il est question ; elle paroît souvent totalement ſuppurée, tandis qu'elle n'eſt qu'à moitié pleine d'une liqueur *puriforme*. Il y a encore des calloſités qu'il faut détruire; ce qui ne peut ſe faire que par le tems, & en inſiſtant ſur des manœuvres qui acheveront ce qu'elles ont commencé.

Il faut donc bien ſe garder d'ouvrir ces tumeurs dès qu'on ſent la fluctuation; mais il eſt auſſi néceſſaire de prendre garde qu'elles n'échappent par quelque ſorte de clapier, & que les matieres qu'elles contiennent, n'aillent tomber dans quelque cavité: il eſt queſtion de les ménager, de façon que tout le corps de la glande vienne enfin à être *diſſous*. *Quandiù fieri poteſt, abceſſus clauſus linquendus eſt, ut eò major glandulæ ſtrumoſæ pars per maturationem in pus abeat: nam tota, ſi fieri poteſt, abſumenda*, dit *Etmuller*; & c'eſt-là le langage de tous les bons Praticiens. Les différens cas qui peuvent se rencontrer ; leur apprennent à donner plus ou moins d'extension à cette regle générale : *Il faut ouvrir aussi tard que faire se peut les tumeurs scrophuleuses qui sont en suppuration.*

IX°.

Mais on n'est pas d'accord sur la façon dont l'ouverture de la tumeur ou de l'abcès doit être faite : quelques-uns proposent le fer, & la plus grande partie les caustiques ; il y en a même eu qui ont employé le cautère actuel.

Nous croyons qu'il y a des cas indifférens dans lesquels ces trois méthodes peuvent avoir lieu : c'est à celui qui doit faire l'opération, à choisir la maniere qu'il jugera la plus convenable ; mais il y a aussi des cas propres au fer, & d'autres qui sont faits pour les cauteres. Enfin il y en a pour lesquels il est bon d'employer le feu. Voici ce que nos obſervations nous ont appris à cet égard, & les regles que nous ſuivons dans la pratique.

Des trois façons d'employer le fer, nous préférons le biſtouri fin, mince, étroit & bien emmanché, à toute ſorte de lancettes, comme étant plus aiſé à manier & à diriger dans les chairs; & s'il ſe peut, nous donnons la préférence ſur le biſtouri même aux cizeaux bien affilés, parce que quoiqu'il paroiſſe que le biſtouri coupant plus *net*, doit moins faire ſouffrir, cependant nous avons remarqué que les douleurs qu'il excite ſont ſi vives & ſi *ſubtiles*, que les malades les comparent à la douleur de la brûlure, & que nous en avons trouvé beaucoup qui aiment mieux les cizeaux, quoiqu'ils agiſſent un peu moins promptement, & qu'ils *mâchent* un peu les chairs; le *froiſſement* même, ou la *conſtriction* qu'ils font avant de couper, peut engourdir la partie : chacun peut sur lui-même, en rognant ses ongles avec un canif ou des cizeaux, sentir la différence qu'il y a entre la sensation que ces deux instrumens excitent.

Quoi qu'il en soit, nous employons le fer, lorsque nous avons lieu de soupçonner que toute la glande étant détruite, le fond du sac évacué portera sur une *baze* qui pourra servir de *fondement* à la cicatrice : or voici ce que nous entendons par cette *baze* & ce *fondement*. Les dissections des sujets qui avoient eu des playes, des ulcères, & auxquels on avoit fait des amputations, nous ont appris que toute cicatrice est toujours établie sur un *endurcissement*, une sorte de *callosité* ou de *carnification* des parties voisines, qui ont changé de nature, & acquis une consistance pareille à la coënne de lard, dure, souple, homogene, sans fibres ni vaiſſeaux apparens & intermédiaires entre les os, les ligamens & les chairs proprement dites; cette ſubſtance nous ſemble n'être autre choſe que la cohéſion des couches du tiſſu cellulaire, faite au moyen du ſuc nourricier épanché dans leurs interſtices.

Il arrive à chaque ouverture qui fournit du ſuc nourricier dans une playe, ce qui arriveroit à un petit tuyau, qui fourniroit un jet de matiere qui auroit la vertu de ſe pétrifier à l'air: cette matiere s'aſſembleroit autour du tuyau; & s'il y en avoit pluſieurs, qui fuſſent près les uns des autres, ils viendroient à ſe coller, au moyen du ſuc qu'ils fourniroient, & qui ſe nicheroit dans leurs interſtices.

La même choſe arrive au ſuc nourricier: il colle les parties les unes aux autres; peut-être a-t-il encore la vertu de les *fondre* ou de les *diſſoudre*, à moins qu'elles ne ſoient fort dures & oſſeuſes, pour les rendre plus propres à l'*union.* Il en eſt comme des ſoudures des métaux, qui ſont d'autant plus parfaites que le corps *ſoudant* aura mieux pénétré le corps à *ſouder* : le ſuc nourricier qui eſt de la même nature que la partie, agit ſur ces parties comme un métal fondu ſur un métal froid; il s'incorpore avec elles & fait un mêlange, qui conſtitue un tout homogene, & qui fait que les parties perdent leur forme.

Les grains charnus d'une playe en voie de *cicatriſation*, ne ſont peut-être autre choſe que de petits amas de ſuc nourricier, qui s'appliquent couche par couche dans les vuides que les fibres laiſſent entre elles : ce qu'il y a de vrai, c'eſt que celles-ci ſont preſque affaiſſées. La ſubſtance *carnifiée* prend le deſſus dans un eſpace plus ou moins étendu; elle forme une *baze*, dont les prolongemens ou les fusées qui s'étendent dans les parties, font les racines de la cicatrice, qui n'est pour la plus grande portion qu'une sorte de *callosité*.

Si le fond du sac qu'on vuide peut s'appuyer sur un pareil fondement, qu'il ne faut pas confondre avec les *duretés* qui doivent se dissiper; si les environs sont assez solides, nous ne trouvons point de danger à faire l'ouverture avec le fer.

Mais il faut observer, que la paroi du sac où l'on fait l'ouverture ne venant à se coller que rarement & difficilement avec le fond, nous sommes d'avis de l'emporter au moins en partie, en faisant l'ouverture ovale, en emportant une portion de la peau, ou bien en donnant à l'ouverture la forme d'un T ou de Croix, pour rogner les lambeaux dans les suites du pansement, s'il est nécessaire.

X°.

Si au contraire, ce qui arrive ordinairement, la glande qu'on veut vuider n'eſt qu'une eſpece de corps mobile & flottant dans les graiſſes, dont les parois ne forment qu'une ſorte de ſac qui ne tient pas à un bon fond de chairs; il eſt néceſſaire d'employer le cauſtique.

Mais il ne faut pas ſe contenter de faire tomber en *eſcarre* la paroi externe du ſac, comme nous l'avons vû ſouvent faire; on doit emporter le fond du ſac : c'eſt pourquoi il convient d'employer le cauſtique à deux & à trois repriſes, ou bien de faire d'abord une ouverture avant d'appliquer le cauſtique; ce qui fait que l'on parvient juſqu'au vif, & qu'on coupe aſſez de vaiſſeaux pour établir le *foyer* ou le *magaſin* de ſuc nourricier, qui doit former la cicatrice.

Le cauſtique a encore d'autres

avantages sur le fer : outre qu'il est moins douloureux, c'est qu'il agit à titre d'irritant, qui plie & qui dirige tout l'effort de la maladie vers la partie où l'on l'applique, & qu'il donne, ainsi que les vésicatoires, une secousse plus ou moins vive à tout le genre nerveux ; ce qui assure les évacuations qui doivent se faire par l'abscès : chose qu'il ne faut jamais perdre de vûe, & qui est un effet qui doit être bien ménagé, puisqu'on a vû tout un côté en convulsion à la suite de l'action d'un caustique.

Le caustique peut encore exciter de nouvelles fontes dans le corps même de la glande, qui étant devenue trop *calleuse*, résiste aux autres moyens que l'on emploie pour la faire suppurer : on pourroit alors se résoudre à la couper en deux, & à la faire tomber peu-à-peu par différentes escarres. Nous avons du moins vû que des glandes ayant été ouvertes avant léur parfaite *maturité*, & se trouvant ou devenant *dures* ou *calleuses*, les caustiques dissipoient à merveilles ces obstacles.

Les caustiques que nous employons sont la pierre infernale, l'eau mercurielle, l'acide vitriolique, lorsqu'il ne s'agit que de faire une escarre légere dans une tumeur déja ouverte, de mettre les grains charnus au niveau les uns des autres, & d'en diminuer la hauteur; le précipité rouge, l'alun brûlé & la chaux vive, quand on ne veut que donner du ton, absorber des sucs aqueux, & agacer les chairs. Enfin nous nous servons de la pierre à cautere, pour faire l'*escarre* de l'ouverture & pour dissiper des callosités; nous l'employons à petits morceaux, ou en poudre seule, ou mêlée avec un emplâtre, en l'appliquant seulement sur une partie, ou en l'y introduisant de force, suivant

vant qu'il faut aller plus ou moins profondément; ces différens caustiques & bien d'autres, dont les Auteurs parlent, agissent en faisant une sorte de *croute*, qui se forme & qui tombe peu-à-peu par une méchanique, qui ne nous paroît pas avoir été développée jusqu'ici.

XI°.

Quant au cautere actuel, il nous paroît avoir été en général trop négligé par les Modernes, & être fort utile dans des tumeurs scrophuleuses, lorsqu'elles ont été ouvertes, que leur fond est si mollasse & si spongieux, que la pierre à cautere s'y fondroit en pure perte, & qu'il faut pénétrer jusqu'à quelque os qu'on soupçonne devoir être gonflé, ou carié, & qui doit s'exfolier. On rend par cette méthode la playe plus profonde: on augmente les sources du suc nourricier, & l'on empêche que les chairs ne pousſent ſi vîte; ce qu'il ne faut pas négliger. C'eſt pourquoi la playe doit être entretenue long-tems & avec ménagement; & comme les chairs ſont ſouvent mollaſſes & *blafardes*, & que le pus eſt ſéreux, mal *formé*, peu nourriſſant, plus *excrémenticiel* que *récrementiciel*, il eſt important d'ajouter aux digeſtifs ordinaires, quelque choſe d'un peu actif, ainſi que le baume de Fioraventi, l'eſprit de thérébentine, le quinquina en poudre, ou ſa décoction, & ſurtout les douches & les lavages de nos Eaux.

XII°.

Remarquez que comme nous l'avons indiqué ci-deſſus (5°.) nous n'avons conſidéré juſqu'ici que les changemens d'une tumeur ſolitaire, & la façon dont il faut la traiter : ce traitement ſeroit aſſez ſimple & uniforme, ſi les tumeurs ſe préſentoient ainſi dans la pratique;

mais il eſt rare qu'on en trouve une ſeule : il y en a ordinairement pluſieurs dans un même ſujet ; & ce qu'il y a de plus fâcheux, c'eſt qu'elles ne ſe développent pas enſemble, qu'elles dépendent ſouvent l'une de l'autre, & qu'elles ſont l'effet d'un changement qui arrive à toute une partie aux dépens d'une autre.

En un mot, pour rendre en raccourci quelques-uns des cas principaux qui ſe ſont préſentés à nous, une tumeur ſcrophuleuſe au col eſt ſouvent tellement liée avec du mal aux yeux, que vous ne ſauriez *réſoudre* l'un ſans augmenter l'autre; ou bien elle eſt dans le voiſinage d'une autre glande qui groſſit, ſi vous diſſipez la premiere, & qui augmentera ſi vous la faites ſuppurer; ou bien enfin le col étant pris & irrité par des topiques quels qu'ils ſoient, les aiſſelles, la poitrine, le méſentere, la matrice & les autres viscères viennent à se prendre; ce qui fait sentir de plus en plus la nécessité de nos remédes généraux.

Rien n'est si compliqué que ces tumeurs, rien n'est si difficile à diriger; c'est à ceux qui l'ont éprouvé, à le dire & à le sentir. Quant à nous, nous nous en tiendrons à ce que nous avons exposé d'après les Observations multipliées qui nous ont instruits là-dessus; & nous ne nous arrêterons point ici à faire la critique de bien des Auteurs, qui ont proposé leurs traitemens, sans parler des obstacles qui peuvent s'y rencontrer, & qui se sont contentés d'établir des loix générales, auxquelles il seroit fort imprudent de s'en tenir.

XIIIº.

Au reste nous n'avons pas parlé des glandes skirreuses, stéatomateuses, cancéreuses : elles appartiennent pour l'ordinaire au troisſiéme état des Ecrouelles, que nous ne ſommes pas d'avis de traiter; ou bien elles peuvent être traitées en ſuivant une méthode, qu'il eſt aiſé de tirer de celles que nous avons données; ou bien enfin être emportées, comme nous l'avons dit (*ci-deſſus*); ce qui ſe fait auſſi lorſque ces glandes ſont mobiles, en pratiquant une ouverture à la peau, par laquelle on fait paſſer la tumeur, dont on a ſoin de lier le *pédoncule*, ou le paquet de vaiſſeaux & de ſubſtance cellulaire, qui formoient, pour ainſi dire, ſes racines : il eſt rare de pouvoir employer la ligature, ainſi que *Tragus* dit l'avoir fait une fois.

L'art eſt aujourd'hui trop avancé, pour qu'il faille prendre les précautions de rappeller les effets fâcheux des opérations mal faites, rapportées par *Fabricius Hildanus*, qui vit tuer un homme auquel on emporta une glande du col; par

Baillou, qui a vû un malade rendu muet par la même opération ; & enfin par *Albucasis*, qui vit, au rapport de *Freind*, ouvrir les artères du col : les remarques qu'on pourroit faire là-dessus, ainsi que bien d'autres petits détails sur le manuel des opérations, seroient inutiles & hors de saison.

Nous remarquerons cependant en passant, que nous avons vû emporter de grosses glandes sous l'aisselle & aux mammelles, des testicules scrophuleux, des doigts des jambes, des pieds, des mains scrophuleuses. Toutes ces opérations avoient été faites avec adresse & selon les regles ; cependant les malades moururent, & nous trouvames dans les cadavres des suppurations internes, des *développemens* de glandes Ecrouelleuses, qui nous sembloient être la suite des manoeuvres employées pour combattre les extérieures. Ces observations nous ont fait penſer, qu'il eſt fort néceſſaire de ſe bien fixer ſur le troiſiéme état des Ecrouelles, & de ne pas ſe contenter d'avoir égard à ce qui paroît : on voit aiſément l'importance de ces ſortes de réflexions.

Nous finirons en en faiſant une ſur la parotide. Nous l'avons vûe couper à moitié; & le malade mourut, partie par l'hémorragie, partie à la ſuite de la ſuppuration : nous nous convainquimes que la glande avoit été ſeulement coupée, parce que nous en trouvames une grande portion ſur le cadavre. *Heiſter* dit l'avoir emportée, & donne la façon de le faire : *Heiſter*, étoit Anatomiſte, il faut s'en rapporter à lui; mais il nous reſte bien des doutes à cet égard.

1°. Tous ceux qui diſent avoir emporté la parotide, l'ont-ils fait? Nous l'avons trouvée dans des cadavres & apperçue ſur des vivans, auxquels on nous avoit dit l'avoir enlevée. Il eſt aiſé de ſe tromper là-deſſus, & de prendre quelques lymphatiques engorgées, ou une portion de la parotide elle-même, pour ſa totalité.

2°. Ceux qui connoiſſent bien la poſition de ces parties, ſavent qu'outre la portion extérieure de la parotide, il y en a une grande partie qui eſt enchâſſée entre les éminences *ſtiloïde*, *maſtoïde* & *condiloïde* de la machoire inférieure, dont elle fait quelquefois le tour pour aller ſe joindre à la glande mollaire; à dire vrai, nous avons de la peine à concevoir qu'un Opérateur puiſſe ſans danger aller fouiller dans ce creux, & arracher la glande qui y eſt nichée.

3°. La grande quantité de nerfs & de vaiſſeaux qui traverſent la glande, doivent faire trembler l'Opérateur le plus expérimenté; outre qu'étant coupés, la moitié du visage doit nécessairement s'en ressentir : c'est qu'il est bien difficile d'arrêter l'hémorragie. Il est vrai qu'on a des points d'appui : il est vrai qu'on a publié récemment des secours assez assurés pour remédier à cet accident ; mais il est vrai aussi que les compressions & les derniers spécifiques approuvés sont quelquefois inutiles & très-difficiles à mettre en œuvre sous les aisselles, aux aînes, au fond de la gorge, dans les narines, & même au côté du col : nous en appellons à cet égard à ceux qui voient des malades, & qui sentent les difficultés que mille circonstances font naître.

4°. La parotide arrachée, l'hémorragie arrêtée, il faut faire suppurer ces parties ; il faut faire exfolier les os qui sont à découvert, & établir une cicatrice dans une partie où il n'y a point de fond : conbien ce traitement ne devroit-il pas traîner en longueur ! que d'accidens à craindre dans ce long intervale !

Au reste nous ne proposons nos doutes, que comme un moyen de modérer la regle de *Heister*, qu'il seroit peut-être dangereux que de jeunes gens prissent au pied de la lettre, & pour donner occasion à ceux qui auront plus d'observations que nous là-dessus, à ne pas les laisser perdre.

XIV°.

Enfin nous croyons en avoir dit assez, pour faire entendre quel parti l'on doit prendre sur le traitement de bien d'autres symptômes des Ecrouelles, ainsi que les maux aux yeux, aux oreilles, au nés, à la poitrine, au bas-ventre, aux articulations, les ulcères & les caries; il faut toujours combattre la cause avec précaution par nos *ſpécifiques*, & remédier aux ſymptômes ſuivant l'état des parties affectées.

L'Académie demandoit l'examen des tumeurs ſcrophuleuſes : nous ne nous flattons pas d'avoir mis cette matiere dans le jour qui lui convient ; mais nous eſpérons qu'on pourra ſur ce que nous avons dit *déterminer le caractere des tumeurs ſcrophuleuſes*, par l'examen des pere & mere du malade, par la connoiſſance du pays qu'il habite, de la façon dont il ſe nourrit, & des ſymptômes qui ſe préſentent en lui ; ce qui eſt un corollaire de tout ce que nous avons dit des *cauſes* & des *ſymptômes* des Ecrouelles. On peut auſſi connoître & diſtinguer les *eſpeces* de tumeurs, leurs trois états, celui de *maigreur*, de *développement* & de *ſuppuration*, ainſi que les différens traitemens *palliatifs*, de *réſolution*, de *ſuppu-*

ration & d'*extirpation* qui sont nécessaires dans ces cas.

Il y a long-tems que conduits par les vûes & la méthode que nous proposons, nous combattons avec quelque succès une maladie, qui est des plus ordinaires dans nos climats, qui est même la principale, qui dérange & qui masque singulierement toutes les autres, tant aiguës que chroniques.

FIN.

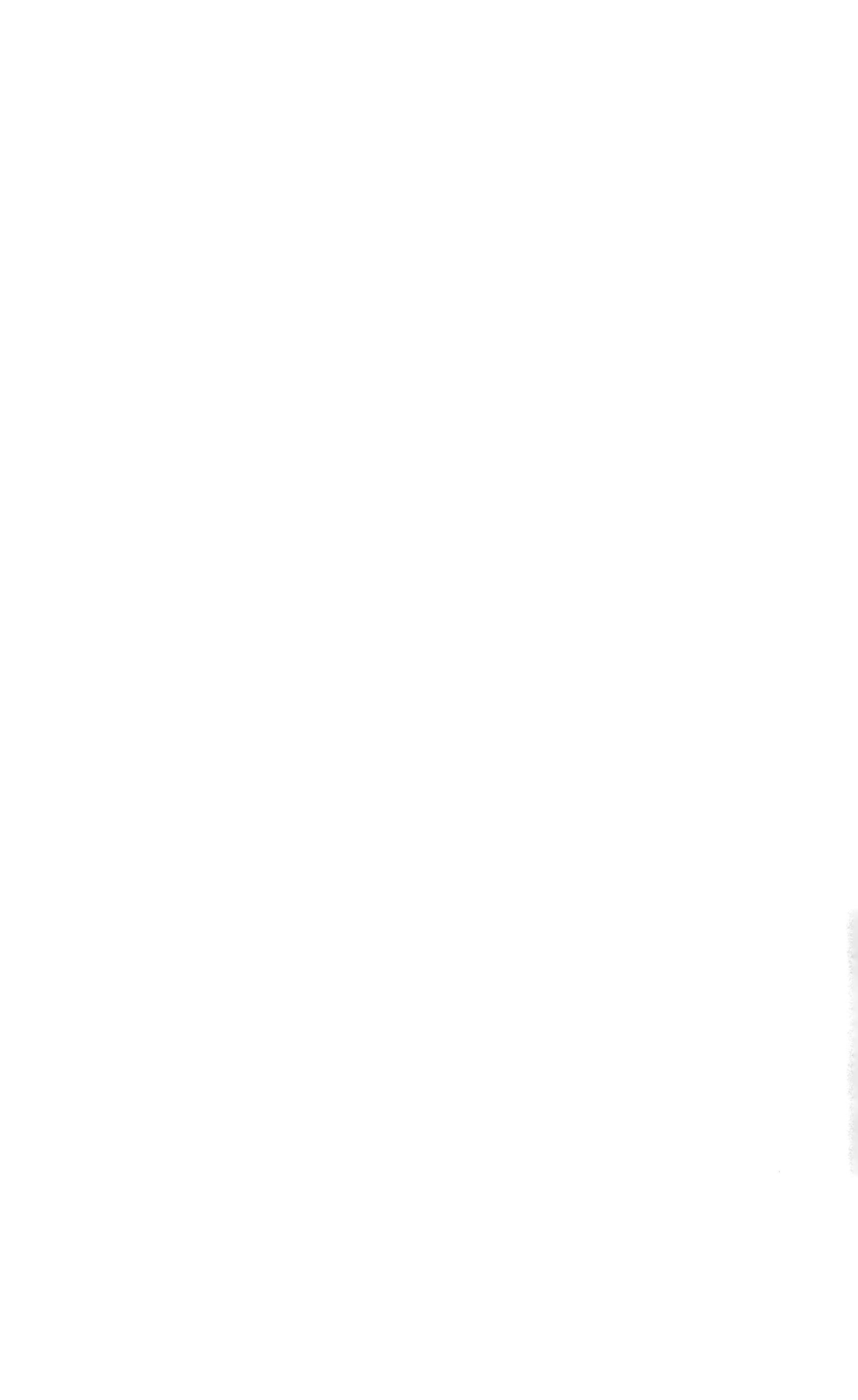

www.ingramcontent.com/pod-product-compliance
Ingram Content Group UK Ltd.
Pitfield, Milton Keynes, MK11 3LW, UK
UKHW020548180726
13838UKWH00001B/102

9 782329 438481